JN190686

「外にいる時間」があなたの健康寿命を決める

坪田一男

サンマーク出版

プロローグ

なぜゴルファーは健康で長生きなのか？

ひなたぼっこ？　いえ、「おそとぼっこ」です

本書を書いている2024年7月11日現在、外は非常に暑く、テレビでは「不要不急の外出は避けてください。今日も東京の最高気温は35度を超えるでしょう」と言っています。

こうなると、外にいることは悪いことで、部屋の中にいることが良いこと、というふうに考えますよね。マスコミも「不要不急の外出は避けるように」と盛んに警告します。

もちろん、熱中症で大変な状況になる方もいらっしゃいますから、これが一概に間違いというわけではないのですが、**外に行かないことで、とてつもなく大変なことが起きてしまう**といったら、どうでしょう。

本書は、**最新のサイエンスをもとに、屋外にいることの重要性とその具体的な実践法**を解説します。

その最大ポイントは、あなたの毎日の生活の中に、屋外にいる時間をいかに多く取ることができるか？

「屋外にいる時間」といっても、ピンとこないかもしれませんね。

そこで僕は考えました。「ひなたぼっこ」という言葉があるように、縁側などで日光を浴びるのは古来、健康のもとですよね。でも、ここではひなたでなくても、外にいること自体が大切なので、僕なりの造語にしてみました。

それが「おそとぼっこ」です。いかに外にいることが、目にも体にも精神にも良いことなのかを、この言葉に僕のありったけの思いをこめて、そして読者の皆さんに理解・納得・実践していただけるよう、わかりやすく話していきます。

スウェーデンから報告された衝撃の研究成果

まず衝撃の論文から紹介しましょう。

スウェーデンから近年とても面白い論文が発表されました。スウェーデンの総人口は1000万人。そしてゴルフをやるゴルファー人口というのは30万人です。この30万人の平均寿命が、なんとそのほかの970万人の平均寿命より5年も長いことがわかりました。死亡率で計算すると、5年間のフォローアップの間になんと**40%も死亡率が下がっている**のです。

さらに面白いことには、ハンディキャップの低い（すなわちうまい）ゴルファーのほうが標準死亡率が低く、よって寿命も長いことがわかりました。

標準死亡率（Standard Mortality Ratio〔SMR〕）は特定の集団の死亡率をある基準となる人口の死亡率で標準化したものです。この研究ではゴルファーの死亡

ハンディキャップの低いゴルファー（熟練したゴルファー）は、
ハンディキャップが高いゴルファーに比べて
標準死亡率（SMR）が低かった。

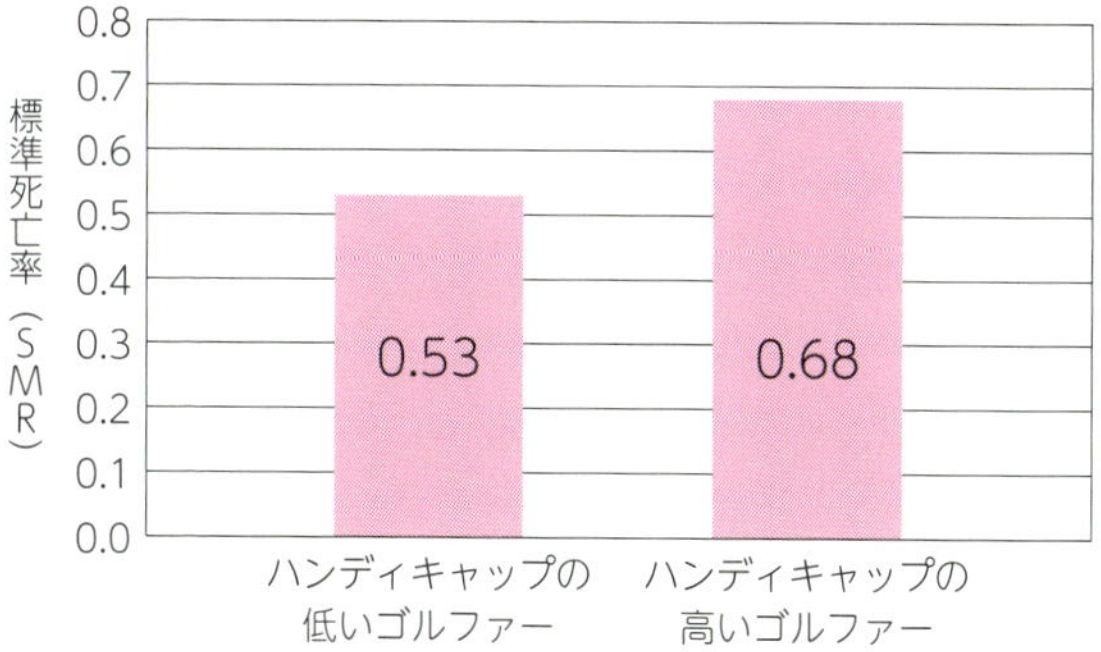

Farahmand B, Broman G, et al. *Scand J Med Sci Sports*. 2009

率をそのほかのスウェーデン全体の死亡率から標準化したものです。

この数値が1より高ければ死亡する確率が一般より高いことを示しますし、低ければ死亡する確率が低いことを表します。

上図を見てください。ハンディキャップの高いゴルファーでも標準死亡率は0・68と、一般の人より低いことがわかります。さらに驚くべきことはハンディキャップの低いうまいゴルファーの標準死亡率は0・53！　驚きの低さです。

研究者はこれをすべてゴルフによるも

のとできるかどうかはわからないが、たぶんゴルフのためだろうと結論づけています。

また、一般的に寿命が5年長いというとあまりピンとこないかもしれませんが、これは大変なことです。

日本人の平均寿命は1年に3ヶ月ほど延びているので、1年寿命が延びるには、4年かかります。5年寿命が延びるということは、20年分の医学の進歩があったことに相当します。

例えば、日本人の平均寿命が80歳だとすると、75歳の国とはものすごい差があるのです。タバコを吸っても3年ほどしか寿命は短くなりませんので、ゴルフをやって5年長生きするというのは本当にすごいことで、それも30万人という大きな集団の数字なのですから、衝撃的です。

さらには、ゴルフのスコアの良い人、すなわち、たくさん練習をして、たくさんゴルフに時間を使う人のほうが、持病も少ないということもわかってきました。

そもそも、なぜゴルフなんでしょうか？

たしかにゴルフは1日に5～8キロぐらい歩くスポーツです。でも、歩かないでカートに乗っている人もいますよね。そうなると運動といっても、そんなに効果は大きくはないかもしれません。

ゴルフはプレーに熱中しながら、ホールごとにスコアを書き記します。ある研究者は「ゴルフは頭脳と体を両方使うからいいんだ」と言っていますが、バレーボールだって、卓球だって頭を使って戦略を立てます。

では、どこに大きな差があるのでしょうか？

屋外時間がなぜ必要不可欠なのか

それは、他のスポーツに比べて**「屋外時間」が圧倒的に長い**ということ。ゴルフを部屋の中でやる人はいませんし、一度ゴルフに行けば、だいたい5時間ぐらいは外にいることになります。

「そんなことで寿命が延びるのか」と思うかもしれませんが、本書を読めば、やっぱりそうだなと納得していただけるでしょう。

僕の友人の阿井さんは、ゴルフが大好きな73歳の経営者ですが、先日面白いことを言っていました。

「ゴルフにいつも来る友達ってさ、ずっと元気なんだよね。ところが一度来なくなっちゃうと、けっこう病気になってるんだよ」

これは病気になったから来なくなったということもあると思いますが、ゴルフをやめてしまったので、歩くという習慣に加えて、**外で日の光をしっかりと浴びるという大切な習慣が失われたため**だと考えられるのです。

もし本書を読んでいる人にゴルフ好きの人がいたら、死んでもゴルフは続けてくださいね（笑）。

さて、ゴルフについては、まだまだディスカッションの余地のあるところではありますが、世界中の研究者が、外にいる時間が少ないから発症していると共通して挙げている病気があります。何だかわかりますか？

それは子供の**「近視」**です。

元々人類は20万年前に東アフリカの草原で誕生し、洞窟生活や家を持つまでは、ほぼ一日中外で過ごしていたと考えられています。また、彼らは狩猟採集民族として生きるために、卓越した運動能力と遠くの獲物を見る優れた視力が必要でした。

運動能力については、本書のテーマではないので触れませんが、狩猟のために人類は遠くを見る視力が重要だったのです。

実際、今から124年前（1900年）の子供たちの目の状態の記録を見ると、ほとんどの子供が遠視だったことがわかります。しかし、現在では東アジアの学童学生の近視率は90％に達しています。

慶應義塾大学医学部眼科学教室が数年前に行った調査では、公立小学校で76・5％、私立中学校では95％の近視率という結果が出ました。

この100年間で遺伝子が変わったとは考えられないため、これはすべて環境の変化によるものです。2007年のリサ・ジョーンズ博士の研究によって、子供たちが外で遊ばなくなったことが近視の増加の原因であることが明らかにされ、その翌年にキャサリン・ローズ博士によって「外で遊んでいれば近視になりにくい」という論文が発表されました。

この発見により、**外遊びが近視の予防に効果的であること**が広く認識されるようになったのです。

ステイホームでなく「ゴーアウト」

また、ステイホームが叫ばれた近年、世界中で近視が急増しました。特にインターネットやスマートフォンの使用時間が増えたことが影響していると思われますが、**外遊びの時間が減ったこと**も一因に挙げられます。コロナ禍後に外遊びの時間が元に戻り、近視率が下がっていることからも、それがわかります。

慶應義塾大学医学部眼科学教室の研究から、コロナ禍が終わって近視進行率はコロナ禍の前と同じ程度に戻ったことがわかりました。子供たちの屋外滞在時間は元に戻りましたが、スマホやＰＣの使用時間は増えたままであることもわかりました。すなわち**屋外活動時間がいちばん大きく近視の進行に関与していた**のです。

加えて、ステイホーム時代には**うつ病の増加**も報告されています。外に出ないことで人間関係が希薄になったことだけでなく、外にいる時間が減ったことが原因と考えられます。

これに対し、屋外環境を模した眼鏡を作ることで、うつ病を治す臨床研究も行われています。

現代社会では、COVID-19や熱中症への対策としてステイホームが必要だとされていますが、外に出ることの重要性も再認識されるべきです。

本書では、外に出て自然の光を浴びることの重要性を強調しています。

特に、**バイオレットライトの効果**について述べます。第1章から詳しく説明していきますが、バイオレットライトは屋外にはたくさんあるのに、なんと現代社会の屋内にはまったく存在しないのです。

そして、このバイオレットライトが人類の持っている大切な光受容体であるOPN5を活性化させるのですが、現代人は屋内にいるために、その機能それ自体を手放してしまっているのです！


バイオレットライトは近視の予防だけでなく、うつ病やパーキンソン病の治療にも応用される可能性があります。

現代社会では、ステイホームが新たな生活習慣病を引き起こしていると考えられます。外に出ることで得られる多くの健康効果を、僕は本書を通して皆さんにしっかりと伝えたいと思います。

実際、僕自身も外の光環境に注意を払うことで、睡眠の質が向上し、常に元気で新しいことにチャレンジする気持ちに満ち溢《あふ》れています。

本書によって外に出ることの重要性を理解し、生活習慣の改善に役立てていただければと強く願っています。

目次

第3章 こうして「おそと時間」を増やそう！

――毎日簡単に実践できる10の方法

エピローグ　上を向いて歩こう

装丁――萩原弦一郎（256）
本文DTP――朝日メディアインターナショナル
校閲――株式会社ぷれす
編集協力――久保田恵里、伊佐田愛、大島キャサリン
編集――新井一哉（サンマーク出版）

第1章

すべてのトラブルを光で治す！

屋外で過ごすだけで、さまざまな症状の予防になる

プロローグで少し触れましたが、現在では近視はもちろん、うつ病やパーキンソン病など、**さまざまな病気が屋外で過ごすことで良くなる、予防できる**、と考えられています。

ヨーロッパの有名な屋外スポーツの大型研究に、外にいるだけで、**認知症の予防になる、血圧が下がる、血糖値が下がる、社会性が増す、犯罪率が下がる**、という報告があります。

そこでは屋外スポーツの重要性を説いており、屋内でやるスポーツと屋外でやるスポーツの効能は違うこと、そして屋外でやるもののほうが、現代社会におけるさまざまな症状や病気の予防になり、健康のプラスになると考えています。

近視の領域では、屋外活動時間との関係が100以上の論文で示されていますが、現代において非常に増えているASDやADHDなどの発達障害はグリーンスペース、すなわち公園や原っぱ、庭へのアクセスの良さなどとの関係が言われており、数十件の論文がグリーンスペースの効能を提示しています。

近視においても、外遊びの少ない都市部のほうが近視率が高く、同じように発達障害においても、グリーンスペースの少ない都市部ではその発生率が高いことが知られています。

ところが、現代では、前述したように「ステイホーム　屋内にとどまりましょう」というメッセージも多く発せられ、紫外線悪者説とも相まって、屋外は悪だという考え方が強くなってきているのは非常に気になるところです。

紫外線は避けるべきものか!?

COVID-19と熱中症に加えて、紫外線が体に悪いという考えは近年、世の中に大きな影響を与えています。

もちろん、過度の紫外線が悪いことはよく知られています。

では紫外線はまったくないほうがいいのでしょうか。

そんなことはありません。ご存知のように、ビタミンDの生成には紫外線が必要で、少なくとも1日15~30分は、子供でも大人でも日に当たることは欠かせないことがよく知られています。

一方、1日8時間も海の上で生活すれば日焼けをし、皮膚は障害を受け、熱中症などになりやすいことも事実です。

では、この紫外線悪者説をどのように捉えたらいいのでしょうか？

紫外線は悪者だから、なるべく減らしたほうがいいというのは本当なのでしょうか？

それとも紫外線は、プラス効果もあるから、ある程度浴びたほうがいいのでしょうか？

結論から申し上げると、適正に浴びることが重要なのです。そのわけを、詳しく説明します。

運動によって活性酸素が生まれてもOK？

ここで一つ質問をします。運動は体に良いですか？

もちろん、良いですよね。体にとって運動はプラスになります。

それでは、運動は活性酸素を産出しますか。

はい、出しますよね。運動してゼイゼイすれば、活性酸素がたくさん出てきます。

ホルミシス仮説

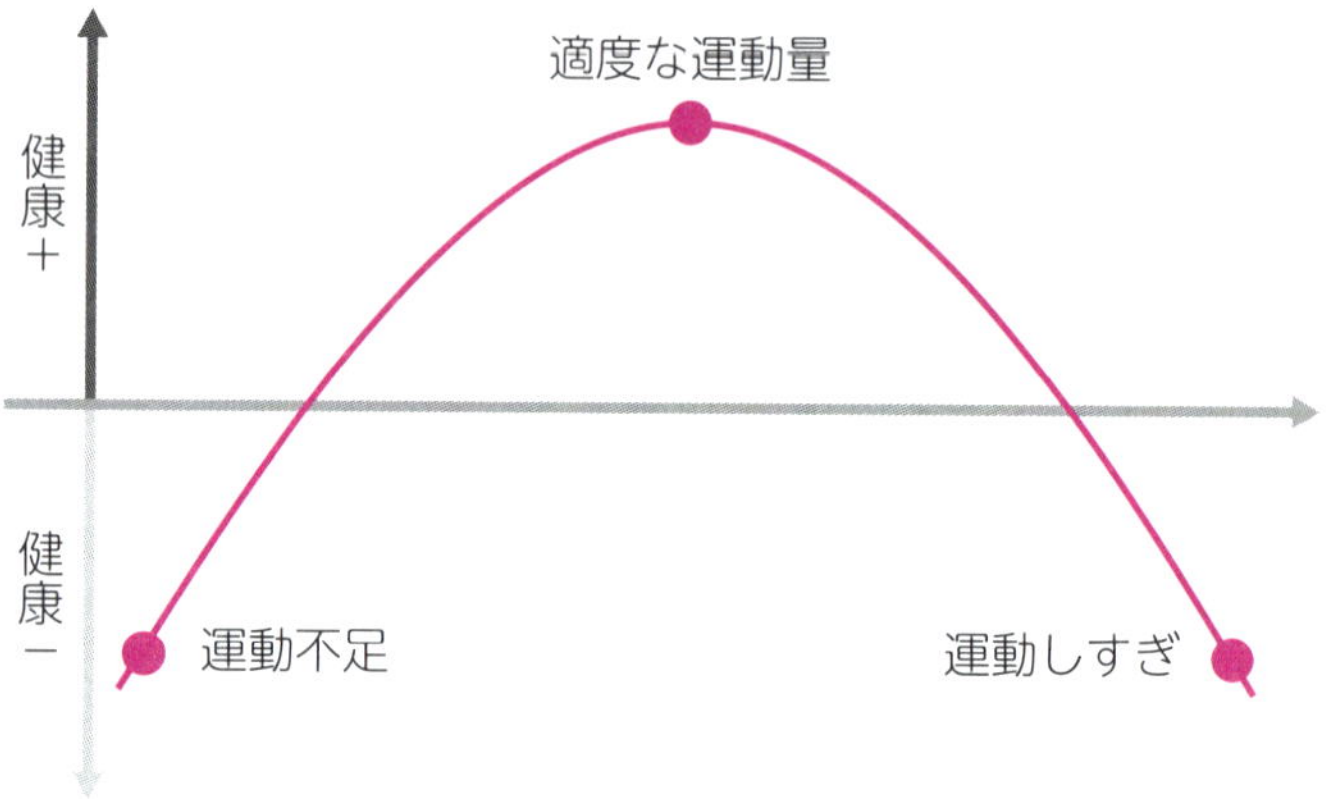

それでは、さらに質問です。

活性酸素は体に悪いと言われています。

運動で活性酸素が出てくるのであれば、運動は体に悪いということになりませんか？　でも実際、運動は体に良いのですよね？

どうしてこんなことが起きるのでしょうか？

上図を見てください。横軸が運動の強度・時間を表しています。縦軸は、健康への効果を表しています。

運動は、まったくやらないと健康にマイナスだけれど、少しやっていくとプラスに働き、いちばん適切な量にまで達します。さらに運動量が増えると、健康にマイナスになっていきます。

紫外線もそれとまったく同じと考えられるわけです。まったく紫外線を浴びないのは健康にマイナスなのです。

人によって違いますが、健康のためには、1日に15分から1時間程度は紫外線を浴びる必要があるのです。もちろん、浴びすぎは健康にマイナスです。

じつは、運動はちょっとしたマイナス、つまり体に負担を与えるのですが、体の中でのさまざまな反応によって、結果としてこの負担を上回る健康効果が生まれているのです。

例えば、運動を30分すると30分相当の活性酸素が生まれます。すると、体の中ではその活性酸素を除去しようとして、たくさんの抗酸化酵素が誘導され、グルタチオンやビタミンCなどの防御システムが働きます。

活性酸素が30分出たとしても、残りの時間で言えば23時間30分のシステムがオンになっていれば、発生した悪い活性酸素を除去したり、より健康に保とうとしたりするわけです。

適度な運動をすると24〜48時間はその効果が続く、というのはこういう意味です。

健康に良いと考えられているたくさんのものに、ホルミシス仮説はあてはまります。いちばん有名なのは、「酒は百薬の長」でしょう。最近の研究で酒を少し飲む人のほうがアルツハイマー病になりにくいことがわかってきました。もちろん飲みすぎは肝臓にも脳にもマイナスです。

タンパク質も同じです。日本人はタンパク質の摂取量が足りないので健康にマイナスですが、摂《と》りすぎも良くないのです。水も塩も脂肪も炭水化物も、みんな摂りすぎは良くないけれど、適度であればプラスなのです。

ホルミシス仮説の本質は〝ちょっとした毒が適度のストレスをもたらし、結果的にプラスになり、摂りすぎるとマイナスになる〟というもの。

じつは心理的なストレスにもホルミシス仮説が適用されることがわかってきました。ちょっと友達ときまずい関係になった、恋人と口論した、などというのも、少しくらいあるのは、大きな意味ではプラスに働くのです。面白いですよね。

屋外でのスポーツは脳の運動にもなる！

ところで、26ページの図をもう一度見てください。

1日30分とか1～2時間くらいのランニングはいいとしても、12時間も走っていたら、今度はやりすぎでマイナスになってきます。

すなわち、運動は体に良いとはいえ、適度な量を行う必要がある、ちょっとしたストレスが体にとって最終的にプラスになる、という考え方です。これがホルミシス仮説なのです。

一般にストレスは悪いものだと考えられていますが、ちょっとしたストレスに対抗するレジリエンス（対抗力）がついてくれれば、逆に精神の安定を保てるようになり、体の代謝も良くなるのです。

もちろん、死んでしまいたいぐらいの大きなストレスがあるのは問題で、実際に健康障害になることもあります。紫外線も少しであればプラスに働き、それがまったくないことは逆にマイナスになるのです。

女性に対する日焼けの大規模な研究によりますと、皮膚がんを除くすべてのがんにおいて、日焼けをする女性のほうががんの発生率が低く、死亡率も低いことがわかっています。

今は皮膚がんについても良いサンスクリーン剤がありますし、元々日本人の場合には皮膚がんの発生率が低いので、それほど紫外線の害を気にしなくてもいいのではないでしょうか？

ほんの15分程度外に出るだけなのに、サンスクリーン剤を塗ったり、日陰になるべくいようとするのは、完全にいきすぎです。

屋外でスポーツをすれば、体の運動になるばかりか、屋外で過ごすことで脳の血流を上げることになり、脳の運動とも考えられます。

外に行ったときに、なんとなく清々《すがすが》しい、気分が晴れやかだ、やる気になる、気持ちいいというふうに感じたりするのは、まさに外の光の効果であることが近年わかってきているのです。

認知症を光で治すMITの挑戦

僕の友人のMITのリーフェイ・ツァイ教授は、2017年に画期的な論文をNature誌に発表しました。それは40Hzの光を目に入れることにより、認知症を治すという研究です。

認知症を光で治せるなんてすごいと思いませんか？

彼女は、初期には、この40Hzの光をガンマ波のいちばん良い波長と考え、まずは脳の細胞に40Hzの波長を作り出すところから始めました。

彼女が最初に使ったテクニックはオプトジェネティクスという方法です。詳しくは説明しませんが、直接的に脳の細胞を40Hz、すなわち1分間に40回振動させることによって元気にするというものです。これによって、脳の細胞の一つである線維芽細胞が活性化し、お掃除を始めます。

ご存知のようにアルツハイマー病ではアミロイドβのような不要なタンパク質のゴミが脳に溜《た》まってしまうことが言われているのですが、この線維芽細胞が活性化されて、お掃除を始めて、アミロイドβが減るというわけです。

さらに彼女は、細胞を直接刺激するのではなくて、目から40Hzの光を当てることによって（目は脳の一部ですから）アミロイドβを減らすことができるという画期的な発見をしています。

後で話しますが、彼女の使っている光は白色の光で、我々が開発しているバイオレットライトとは少し異なります。

いずれにしろ、光によって認知症を治そうというような研究が実際に行われているのです。

その後、彼女はコグニート社という大学発スタートアップをボストンに設立し、4000万ドルの資金を集めて臨床研究を行っています。良い結果が出ることをみんなが期待して待っているところです。

そしてつい最近、彼女はこの40Hzの光で、脳のグリンパティックシステムという、もう一つのお掃除の経路の活性化を発見し、2024年のNature誌に発表しました。

睡眠をとると脳の中がお掃除されて、アミロイドβなどが溜まらないことはよく知られています。睡眠が足りなくなると認知症になりやすく、睡眠が足りていると認知症が予防できるというのはこのためだと言われていますが、なんと、白色の光40Hzと同時に40Hzの音を聞かせると、このお掃除システムが活性化して脳を綺麗《きれい》にしていくというのです。

屋外光で目の虚血を防げる

さて、もう一つ我々の行った面白い研究を紹介しましょう。

これは、国立青少年教育振興機構という独立行政法人が行っている夏休みの小学生のキャンプでの研究です。1週間ほど群馬県の赤城山でキャンプをするのですが、キャンプをする前と後で慶應義塾大学医学部眼科学教室チームが目の血流の変化を見たのです。

血流は脈絡膜の厚みを測ることによって実際に測定することができます。最初350マイクロメーターであった脈絡膜の厚みが、なんと1週間のキャンプだけ

1週間後の脈絡膜厚

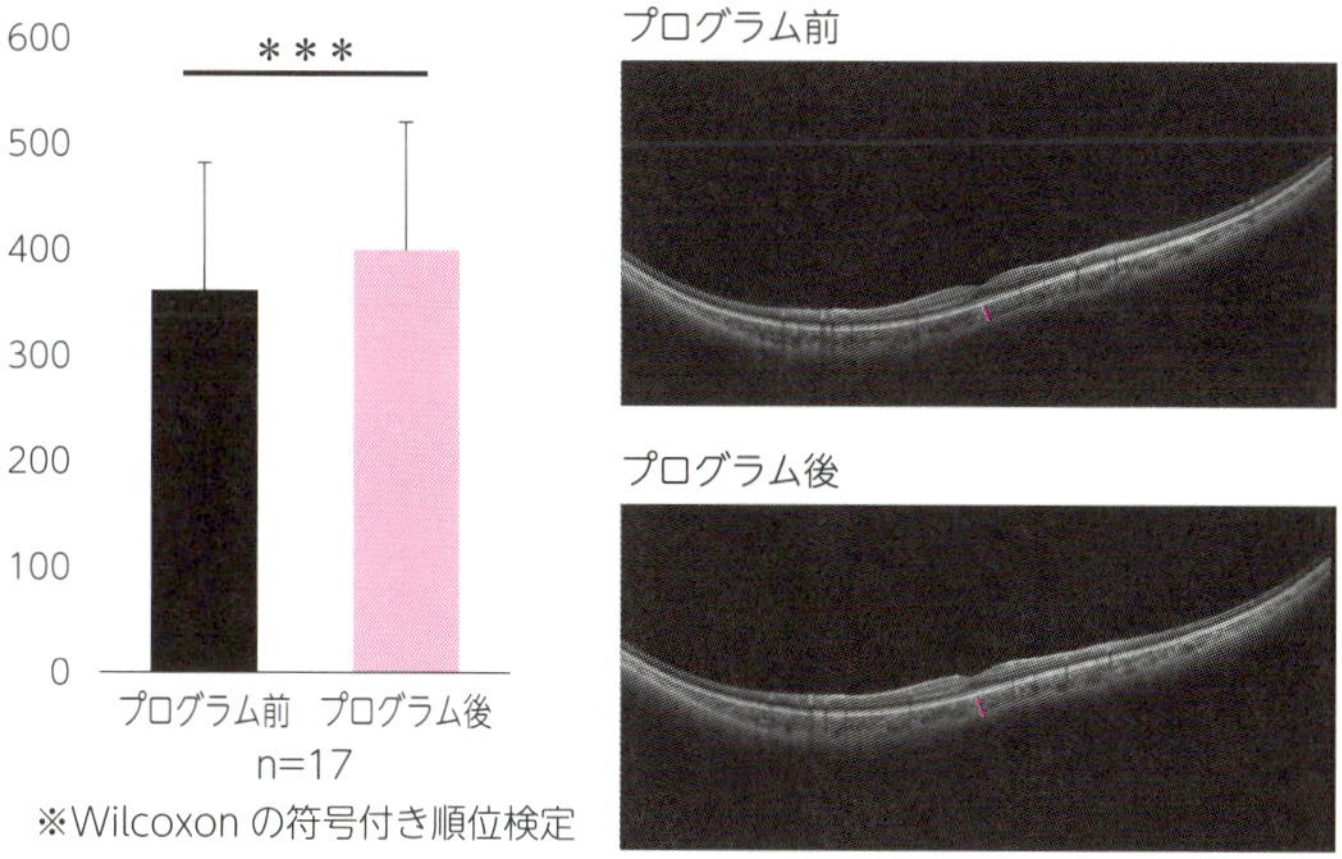

キャンプの前と後の脈絡膜の厚みの変化。右の写真は目の断面図（OCT画像）で脈絡膜が厚くなっているのがわかる

で４００マイクロメーターにも達したのです。

　脈絡膜が50マイクロメーターも厚くなるというのは非常に大きな変化で、いかに外遊びによって、目の血流が良くなるかということを示しています。

　子供たちは真っ黒に日焼けして本当に健康そうになりますが、実際に目も健康になっているのです。

　後で説明しますが、脈絡膜が厚い状況では血流が良く、近視を予防し、遠視のほうに移行していきます。

20万年前にホモサピエンスが東アフリカで生まれたときは、ちょうど赤城キャンプのように1日8時間またはそれ以上に外で過ごしていたでしょうから、目の血流はとても良好で、近視にはならなかったものと思われます。


コロナ禍の際、子供たちの近視が非常に進んでしまったのは、大変嘆かわしいことではありますが、プロローグで紹介したように、過去15年間の世界の眼科研究により、外遊びが増えれば近視の進行は遅くなることが証明されています。

すなわち、なるべく外で遊ぶことにより、脈絡膜の血流を介して、近視を予防するということです。

台湾ではついに国家レベルで近視率が低下した！

これを最も思い切り進めているのが、台湾のウー教授です。

ウー教授は、2018年にOphthalmologyという世界的に信用されている米国眼科学会の雑誌に、台湾で1日80~120分、小学生は外に出させるという国の方針を作って全国で行ったところ、近視が減り始めたという報告をしました。

これは世界で初めて、近視率の低下を国レベルで発表したことになります。

それから数年経《た》ちますが、この近視率低下はさらに進んでいます。国レベルでの近視の予防は、じつは中国での歴史が古いのです。昔は遠くを見ることが大事だと、目の前に親指を出させて、親指の爪を見た後に窓から遠くを見る、次にまた親指を見てから遠くを見るという実験を何千万人もの小学生に対して10年以上続けましたが、まったく効果がなかったばかりか、近視はどんどん進んでしまいました。

また近くのものを見るのがいけないということで、子供たちがあんまり近くで物を見ないように顎台を作って本を読ませたり、さまざまなことにチャレンジさせましたが、効果のあったものはありませんでした。

ところが２０１８年、習近平主席が青少年近視予防法案というものを作り、中国の近視率をとにかく下げるべく動きました。近視というのは失明に繋《つな》がる病気なので、ただ眼鏡をかけて矯正すればいいというものではなく、しっかりと視力をコントロールしろという法律を作ったのです。

そこで中国でも、上海の南にある温州（日本では温州みかんで有名）にEye Valleyという複合施設を作って近視の進行を抑える大がかりな国家プロジェクトを始めています。

そこへ僕も何回か行きましたが、驚きです。Eye Valleyは世界中の目の会社、全部で２５０社と契約し、近視を中心に眼科分野のイノベーションを起こすことを目指して活動しており、さらに施設内に病院や研究所、関連する学校もあり、目に関する研究と臨床、産業化の構造を全部備えているようなところなのです。

そこでは屋外活動を奨励し、窓を大きくして外の光を入れ、近視率を下げようという努力をしています。国レベルで外遊びが重要なことを認識して実践しているんですね。

シンガポールでも"Keep Myopia away, go outdoors and play!"という標語とともに「とにかく外に行きましょう、そして近視を治しましょう」というポスターが小学生に向けて作られており、すでにアジアの国では対策が始まっています。

日本では遅れること数年になりましたが、ようやく2023年12月に近視対策推進議員連盟が元厚生労働大臣である田村憲久氏を会長として結成され、小学生のときに外遊びをもっとやるべきだという要望書が出されました。

日本でもやっと始まったのかという嬉《うれ》しさと同時に、ちょっと遅すぎるのではないかという、なんともいえない複雑な気持ちです。

近視にかける情熱が行き着いたバイオレットライト

元々僕はドライアイの専門医です。

1985年にハーバード大学へ留学したときに自分がドライアイだということに気づき、それから研究を始めました。

ドライアイの患者さんは、コンタクトレンズがなかなか使用しづらいのです。というのは、コンタクトレンズは涙に浮かぶ船みたいなものなので、涙がないドライアイでは船が座礁してしまい、傷がついて痛くてしょうがない。

ドライアイ外来を始めた1990年ぐらいからコンタクトレンズに悩む患者さんがたくさんいて、ついに1997年に眼科専門医で近視の手術を行う南青山アイクリニックを戸田郁子先生と一緒に作りました。そこで主にレーシック手術を始めたのです。

プロローグに書いたように、ここで実践を始めたおかげで、近視治療に使われるPhakic IOLというレンズの研究を実施することができ、そのデータをもとにバイオレットライトを発見することができました。

バイオレットライト仮説は、2017年に初めて慶應義塾大学医学部眼科学教室の鳥居秀成先生を筆頭執筆者として、eBioMedicineという雑誌に発表し、それ以来、少しずつ学会でも認知されるようになってきました。

２０２４年のNature誌にエリー・ドルギン先生が"A myopia epidemic is sweeping the globe. Here's how to stop it"という文章を書かれていますが、その中に慶應義塾大学医学部眼科学教室の研究結果が3回ほど取り上げられ、バイオレットライト仮説について説明されています。

一部に誤った理解もあったため、こちらから訂正文などを提唱しましたが、このように世界の最先端のNature誌でも、バイオレットライト仮説がきっちりと取り上げられるようになったことを本当に嬉しく思います。

「おそとぼっこ」でドライアイが治る？

さて、バイオレットライトで近視が治ることはお伝えしましたが、なんとドライアイも治る可能性が出てきました。

慶應義塾大学理工学部の満倉靖恵教授たちが行った研究では、バイオレットライトを与えると、涙の量が増えることがわかっています。

ここで、ドライアイで苦しんでいた堤さんと鈴木さん（仮名）の例をお話ししましょう。

僕はドライアイに悩む患者さんをたくさん診てきました。その際、なかなか良くならない堤さんと鈴木さんという方がいらっしゃいました。ふたりとも普通の点眼などでは治らないのです。

ちょうどその頃我々は、ドライアイは生活習慣病の一つだという考えのもとに、ドライアイに対して運動がプラスに働く、睡眠改善をするとプラスに働く、肥満を防ぐとプラスに働く、など生活習慣病としての研究をしていました。

実際、これは現在認められ、ドライアイは一つの生活習慣病だと考えられるようになってきました。

僕の外来では、患者さんに「よく寝ること」と「外でよく歩くこと」をおすすめしています。面白いことに堤さんも鈴木さんも、「坪田先生、外歩きをすると本当に涙が出ますよ」と言ってくれるのです。

彼らはドライアイで悩んでいましたが、生活習慣がドライアイを作っているという僕の理論に賛同し、実際に外を歩くことによって涙が出ることを実感し、少しずつドライアイが良くなっていきました。

便通が良くなり、笑顔も増えたとのことで、一病息災という言葉があるように、ドライアイを治すことで、生活全体のクオリティが上がったのだと思います。

屋外で過ごす人はボケにくい

ゲートボールをやったり、外で運動しているご老人は、認知症になりにくいことがわかっています。

もちろん前述したように、運動が重要なのか、外にいることが大事なのかはまだディスカッションの必要がありますが、**屋外活動をしている人がボケにくいのは確かなこと**なのです。

そのサイエンスが今はっきりと芽生えてきていて、我々は本書を通して「おそとぼっこ」の概念を提唱し、**「外にいることが本当にいいんですよ」「ちょっとした時間があったら外にいてくださいね」**という大切なメッセージを伝えたいと思います。

もしちょっとでも外にいることでボケにくくなるとわかったら、皆さん外にいますよね。

1日5〜6時間も直射日光の下にいなさい、というのではありません。1日の中で少しでもいいから外にいる。ビタミンDの生成のためには15〜30分外にいる。うつ病や近視予防のためには2時間ぐらい外にいる……。

ただ「外」といっても、実際はなかなか難しいですよね、現代社会では。後でまた工夫や方法を説明しますが、ベランダに出る、窓を開ける、南の方向を向く、など、とにかく日の光が大事だということを考えながら、外にいる状態を作ってもらえればＯＫです。

世間では、これからも熱中症にならないようにと、「なるべく家にいてください」「エアコンの効いた部屋にいてください」と言われますし、感染症の面からも、体の弱い人はステイホーム、とにかく「外に出ないようにしましょう」というメッセージが必ずやってきます。もちろん一面では正しいのですが、それを全部そのままやっていたら、人類は外に出ることができなくなってしまいます。

そうではなくて、ちょっとでもいいから外にいる時間を意識しよう、忙しくても体を動かそう、という気持ちで「おそとぼっこ」をしてほしいと切に願うのです。

第2章

太陽光の驚くべきバイオレットライト効果

人類にとっての「光の変遷」

生命は、今から37億年ほど前に生まれたと言われています。地球の歴史がおよそ45億年、太陽系が50億年といいますから、そのかなり初期に生命が生まれたことになります。

初期の生命は、地球の熱や化学エネルギーをもとに生活していましたが、約25億年前に太陽の光を使えるようになったと言われています。

Nature誌にも掲載された有名な研究によれば、約25億年前に出現したシアノバクテリアという単細胞生物は、光合成を通してエネルギーを作るとともに、光を一つのシグナルとして使い、サーカディアンリズム、すなわち、昼と夜を光によって分けて、エネルギー効率よく生活するということを始めたとされています。

元々生命というものは、環境に適応して生き延びてきたと考えられます。
水中に棲《す》む魚は、エラを通して酸素を得て動き、地表に上がった動物たちは、肺という組織を通して呼吸をして酸素を取り入れます。

25億年前には、じつは酸素は地球上にはほとんどありませんでした。温度もご存知のように、その後たくさんの氷河期を迎え、氷点下からかなり高い温度までを何回も循環しています。

そういう意味で最も安定している環境は、地球の自転によって昼間12時間太陽の光を浴び、その後は12時間太陽が反対側に位置するために夜を迎えるという環境でありました。

光を感知する生物のシステムを光受容体と言います。光を受け入れるシステムということですね。

生命が、光を使い始めた25億年前はもちろん、目などは存在しません。なにせ、単細胞生物ですから。その後、さまざまな光受容体ができ、それから目の原型にあたる組織ができ、そして今の目の形が作られたのが、約5億4300万年前のカンブリア紀と言われています。

すなわち、25億年前から5億年前までの20億年間は、生命は、目はないけれど、光情報を使っていたということになります。

人が持つ9つの光受容体とは?

そもそも人は、9つの光受容体を持っています(左図)。見るためにある視覚型光受容体が4つ、見るためではない非視覚型光受容体が5つあります。

OPN2は網膜の杆体《かんたい》と呼ばれる細胞に存在し、我々が暗い夜でも遠くの星を見ることができる、非常に感度の高い光受容体です。その代わり、この光受容体では色が見えません。

光受容体の種類

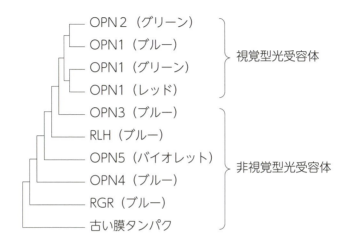

人は９つの光受容体を持っている。このうち４つが見るための受容体であり視覚型光受容体と呼ばれる。網膜の視細胞に主に発現している。一方、あとの５つは非視覚型光受容体と呼ばれ、視覚型より発生学的に古くから存在している。有名なものにOPN4がありサーカディアンリズム（体内時計）をつかさどっている。OPN5はこの非視覚型光受容体のひとつで、なんと人類が室内で失ったバイオレットライトでのみ活性化される

部屋の中でも、最初は色がついていても、暗くすると部屋の色が消えてしまうことにお気づきのことと思います。これはOPN2という、暗いところであっても見える光受容体が作動し始めると、色を感じなくなってしまうからです。

この光受容体の特徴は、空間分解能が低い、すなわち、細かいところまでよく見えない、ということです。暗いところでは本とか読めませんよね。

一方、OPN1は網膜の錐体《すいたい》と呼ばれる細胞に存在し、ブルー・グリーン・レッド、3つの光受容体からなっていて、色を感知することができます。この3色を使ってすべての光の色を感知することができるのです。

これは、3色の絵の具を使ってすべての色が作られるのとまったく同じ原理です。この光受容体は、細かいところまで見えてさらに色も見えるのですが、明るいところでしか機能しません。面白いですよね。

では、ブルー・グリーン・レッドとは何でしょうか？

ブルーとは約420ナノメーター、グリーンとは約534ナノメーター、レッドとは約564ナノメーターの波長の光をさしています。

すなわち色というのは、光の波長のことだったんですね。

そのちょっとした光の波長の差を外界の情報源として使って我々は生存確率を上げてきたわけです。

生物にとって「赤」が重要なワケ

ちょっと脱線しますが、このOPN1のグリーンとレッドは、けっこう近い波長を認識しています。元々、我々はブルーとグリーンを感知する光受容体しか持っていなかったのですが、ブルーとグリーンしかないと、例えば木になったリンゴが赤くなったり、さくらんぼが赤くなったりしたものを区別することができません。

グリーンとレッドは波長的にはそれほど遠くないのですが、我々の生存にとっては、熟した実がそこにあるぞという、重要な情報を与えてくれることになります。

また、我々の血液が赤い色をしているのも、この赤を特異的に検出することで、実が熟したからそれを食べようとか、少しの傷でも赤い血が出て、危険なことが起きていると自身で察知するのに非常に重要だったと考えられます。

このように、我々にとって光情報というのは、生存に必要不可欠なものでした。これらはすべて視覚情報、つまり目で見るための情報です。進化の過程で緑だけ見えていた人類よりも赤が見えるようになった遺伝子変異を持つ人類のほうが生存確率が高くなって（熟した果実をすぐに探せるとかして）、だんだんと遺伝子として定着したものと考えられています。

部屋の中には存在しないバイオレットライト

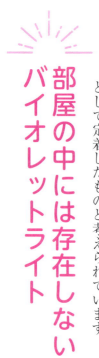

我々はそれらの視覚型光受容体に加えて、5つの非視覚型光受容体を持っています。

非視覚型光受容体は、見ることではなく、健康を維持し、体を整え、外界に適応し、ストレスを緩和し、睡眠を誘導し、危機感と安心感をもたらすなど、視覚情報を介さず直接的に光の情報を使って生存確率を上げるための受容体なのです。

これらのうち、OPN3・OPN4・RLH・RGRなどの光受容体は、すべてブルーによって活性化されます。

元々、光受容体が生まれたのは海の中ですから、ブルーの光で活性化されるというのはとても合理的です。

ところが、一つだけブルーではなく、バイオレットの光によって刺激されるものがあります。それがOPN5です。

後ほど詳しく述べますが、現代社会では、バイオレットライトが部屋の中に存在せず、さらに人々は屋外に出なくなってしまったため、5つの重要な非視覚型光受容体のうちの最も大切なOPN5が働かない状態になっているのです。

5つのうちの1つということは、すべてが同じ重要度だとしても、20%のパフォーマンスが落ちることになります。

20%ってすごいことですよね。もし給料が20%上がったらどうですか。自分の記憶力が20%アップしたら？　20%も速く走れるようになったら？

本書では「おそとぼっこ」と言っていますが、この**働かないOPN5をしっかり使うことによって健康度をアップさせる**という、科学的エビデンスに基づいた画期的な問題解決法なのです。

空の青が脳に直接的な刺激を与えていた！

いい天気の日に空を見上げると、綺麗《きれい》なブルーの世界が広がっています。なんとも気持ちいいですよね。思わず手を伸ばして、背筋も伸ばして、深呼吸をしたくなってしまいます。

なんて素晴らしい日だ、生きてて良かったな、外は気持ちいいな——。

今まで我々は、こうした空の青色が我々を元気にしてくれると思っていました。たくさんの画家たちも、この空の色を表現するためにさまざまな手法を用いて、空の青色を描こうと努力をしてきたのです。

ところが最近、Cell誌に非常に驚くべき研究が発表されました。

青い空を見たときに気分が高揚する、すなわちムードが改善する、というのは、色の問題ではなくて、**空のブルーライトによってOPN4が刺激され、脳に直接的な信号を与える、**ということがわかったのです。

空の青色を見て我々がなんとなく爽快になるのは、雨の日や台風の日といった日に比べて生存確率が上がり、気分が和らぎ、幸せな気持ちになる、ということだと思います。

さらにこの研究では、OPN4が刺激されると、**記憶力まで良くなる**ということをマウスを用いた実験で示しています。外のブルーライトによってOPN4が刺激されると、脳の記憶のメカニズムが活性化し、それによって記憶力が良くなるというのです。

すごいことだと思いませんか？

たった一つの波長の光が、我々の脳の機能や、脳の活動を制御しているのですから、本当に驚くべきことです。

目が持っている「見る以外」のすごい役割

目は見るためにあると、ずっと信じられてきました。

でも、今述べたように、空を見ることで気分が良くなる、記憶力が良くなる、というのは、非視覚型光受容体によるものだったということは、目が見るためばかりのものじゃないことを表しています。

昔の携帯電話は、名前の通り単なる電話そのものでした。他の人と会話をするためにありました。ところが現在の携帯電話は、ＰＣにもなるし、カメラ機能や音楽再生機能もついているし、時計や歩数計もついているし、睡眠活動計やメトロノームもついているし、カレンダーや予定管理表もついていると、とても多機能なものになっています。

目もじつは見るためばかりでなく、非視覚型光受容体を介して、非常にさまざまな機能を持っている器官だということがわかってきました。

"Eye is not only a camera, but a clock"（目はカメラばかりでなく、時計でもあった）と言われるように、目の大きな機能に、じつは時計があります。目に入ってきた光によって、朝だと感知し、そして光がなくなると夜が来たと感じ、我々の体内時計が動きます。

　これをつかさどっているのが、ＯＰＮ４です。これは最も研究されている非視覚型光受容体でもあります。ＯＰＮ４は視交叉《しこうさ》上核という脳の一部に神経を伸ばしています。この部分が、じつは体全体の体内時計を決めている親玉で、言ってみれば、電波時計の電波塔みたいなものなのです。

　我々の体は30兆～60兆個もの細胞によって、成り立っていると言われています。それぞれが時計を持っていて、昼と夜とで活動を変えて適応しているのですが、60兆個もあれば、少しずつずれていくことも考えられます。

　それをまとめて、今は昼間だよとか、もう夜で寝る時間だよと伝えているのが、ＳＣＮ（suprachiasmatic nucleus 視交叉上核）なのです。そしてこのＳＣＮに、実際の光時間情報を与えるのがＯＰＮ４ということになります。

皆さんが例えばニューヨークに旅行に行くと、なかなか寝付けずに困ることがあると思います。それは体内が日本時間のままですから、ニューヨークでは夜の8時であっても、体の中では朝の10時なので、寝られないという事態になるわけです。

このとき、現地の時間に合わせるには、現地の光を昼間にしっかり浴びて、体を現地の時間にリセットしていくしかありません。

これをやるのがOPN4です。1日に約2時間は戻せるので、12時間まるまる反対側の外国に行った場合には、時差ボケ解消に6日間必要なことになります。

最近になって、面白いことがわかりました。肝臓・腎臓・膵臓《すいぞう》といった臓器は、このSCNによって時間が決められていくのですが、なんと**直接光が当たる目や皮膚、毛根などはOPN5で時間が決まる**というのです。

毛根にはOPN5があり、我々のマウスを用いた研究ではバイオレットライトを当ててOPN5を活性化すると、毛の生え方が良くなることがわかりました。

そこで今、バイオレットライトを使った育毛のデバイスの開発をしています。

帽子をかぶっているとはげやすい、という都市伝説がありますが、これは頭が蒸れるからだと考えられていました。しかし、もしかするとバイオレットライトが当たらなくなることが、毛髪のサーカディアンリズムを乱して、成長を阻んでいるのかもしれません。

体内リズムのためにも「おそとぼっこ」が必要

現代社会では、ブルーライトハザードと言われるように、夜に存在してはいけないブルーライトが社会に満ち溢《あふ》れています。

するとOPN4を介して、我々はまだ昼間なんだ、と脳も心臓も肺も全身がそのように思い、体は睡眠の方向に向かいません。

特にスマートフォンを寝床に持ち込むと、スマートフォンはブルーライトを非常に強く発していて、ベッドの中ではそれを目に近づけて見ることになります。近視の方も、眼鏡やコンタクトレンズを外して画面を見るでしょう。

光の強さは距離の二乗に反比例しますから、例えばテレビだと、2メートル先、3メートル先にある光が、目の前10センチのところに行くと、2メートルと10センチで、20倍の差になります。

20倍だと、なんと20×20で400倍のブルーライトが目の中に入り、あなたの脳が覚醒してしまうことになります。

一方、バイオレットライトは、電灯やスマートフォンからの光には含まれていないので、もし一歩も外に出ないとなると、この光を浴びることができません。

しっかりとした体内リズムを持つことが健康の第1原則ですから、その意味でも光環境に注意を払うことは本当に大切です。

日本がリードしている「非視覚型光受容体」の世界

このような流れの中、非視覚型光受容体が目の発達や近視問題ばかりでなく、さまざまなものに重要であることがわかり、2年前の2022年に国際非視覚型光受容体学会（International Symposium for Biology of the Non-Visual Opsins）が設立されました。第1回は米国シアトルで行われ、日本からは、慶應グループと坪田ラボグループが参加しています。

そして2024年7月には、慶應義塾大学医学部眼科学教室の栗原俊英准教授が会長となり、第2回の国際非視覚型光受容体学会が東京で開催されました。世界中からこの領域のトップの研究者が集まり、2日間にわたって熱い討論が行われ、大成功のうちに幕を閉じました。

最も研究の進んでいるOPN4の専門家であるサッチダナンダ・パンダ教授な

どばかりでなく、睡眠研究の大家であるサマー・ハッター教授や、眼科領域で有名なリチャード・ラング教授、ラッセル・バン・ゲルダー教授といった世界のトップレベルの研究者同士のディスカッションに、世界を変えていく力を感じました。

特にOPN5の遺伝子は2003年に見つかっていたのですが、その働きについては長い間、不明でした。京都大学の山下高廣講師らは2010年に初めて、OPN5が360〜400ナノメーターの短波長の光によって活性化されるという論文を世界に先駆けて発表し、その後、東京大学の深田吉孝名誉教授のグループとともに世界の非視覚型光受容体の領域をリードしています。

OPN5の近視に対する重要性については、世界で初めて、慶應義塾大学医学部眼科学教室の鳥居秀成先生が近視への影響を発表したことを皮切りに、さまざまな研究を行っています。最近は近視ばかりでなく、うつ病、パーキンソン病、認知症、睡眠障害など、さまざまな病気がＯＰＮ５と関係することがわかってきて、世界の注目を集めています。

この領域でのサイエンスは、ぜひこれからも日本が中心になってリードしていきたいと考えています。さらに本国際学会は、第３回を２０２６年にサンディエゴかクリーブランドで行うことが決まっており、今後、より一層発展していくものと思われます。

外でしか働かないＯＰＮ５光受容体

前述したように、ＯＰＮ５は、３６０〜４００ナノメーターの短波長の光、すなわちバイオレットライトでしか活性化されません。

そして、この**バイオレットライトは、部屋の中には存在しない**のです。

ほとんどの近代建築の窓ガラスは、紫外線カットになっています。本来、367ナノメーター以下の光をカットすればいいのですが、すべての紫外線カット窓ガラスは400ナノメーター以下をことごとくカットしています。

すなわち、紫外線をカットすると同時に、バイオレットライトも捨ててしまっているのです。

これは建物の窓ガラスばかりでなく、車の窓ガラスや、なんと眼鏡のレンズにも同じことが起きています。

せっかく外で過ごしていても、眼鏡をかけていると、バイオレットライトが入ってきません。

じつは顔とメガネフレームの間から少し入ってきますが、30%ほどしか入らないので、1日に2時間を外で過ごしたとしても、30%しか入らないと、実際は6時間以上外で過ごさないと、同じ効果が得られないことになります。

コンタクトレンズも、ほとんどのものが紫外線カットになっています。バイオレットライトを100%通すコンタクトレンズはほとんどないのです。

また、部屋の中には蛍光灯やブルーLED電球が溢れていますが、これらは460ナノメーターのブルーLEDをエンジンにして白い色の光を作っているので、460ナノメーターより短波長のバイオレットライトは、まったく発していません。

つまり、**OPN5を刺激するためには、外で過ごすしかない**のです。だからこそ「おそとぼっこ」が必要不可欠なのです。

運動すると体に良いというのと同じように、外にいることも、人類にとって必要なんだということを、ここで強調しておきたいと思います。

社会に伝わるには産業化が必要

さて、体に良いとか悪いとかというような大きな発見があったときに、それが社会に伝わるにはどのくらいの時間が必要なのか、考えてみましょう。

例えば、タバコが体に悪いということは、もう70〜80年前から言われていましたが、社会が本当に禁煙を推進するようになったのは、この20年くらいの間です。

そこには50年以上のタイムラグがあります。

運動が体に良いということは100年以上も前から言われていましたが、日常生活の中での運動が大切だと認められるようになったのは、やはりこの20年くらいのことです。

外で過ごすことが大切だということを、我々が声を大にして言っても、実際に社会に伝わるには、まだまだ時間がかかるのではないかと心配しています。

それに、そもそも現代社会は「紫外線は悪者」という大きなストーリーのもとに作られていて、そこにはバイオレットライトの重要性が入っていません。

バイオレットライトが近視の予防に役立つとか、うつ病予防に役立つといったサイエンスを社会に届けるには、新しい産業も必要でしょう。
サイエンスだけでは社会を変えることができず、これを産業化して初めてイノベーションを起こすことができるのです。

今まで日本の大学は、サイエンス的にはある程度の強さを持っていても、社会に届ける産業化のところが欠如していたために、新しい産業に繋《つな》がらないという反省がありました。

政府も2022年からこの問題を解決するために、スタートアップやベンチャー企業の育成に乗り出しています。

新発明！「おそとぼっこメガネ」とは？

我々もこのバイオレットライトの発見をなるべく早く社会に届けるべく、慶應

通常のレンズ　　バイオレットライト透過レンズ

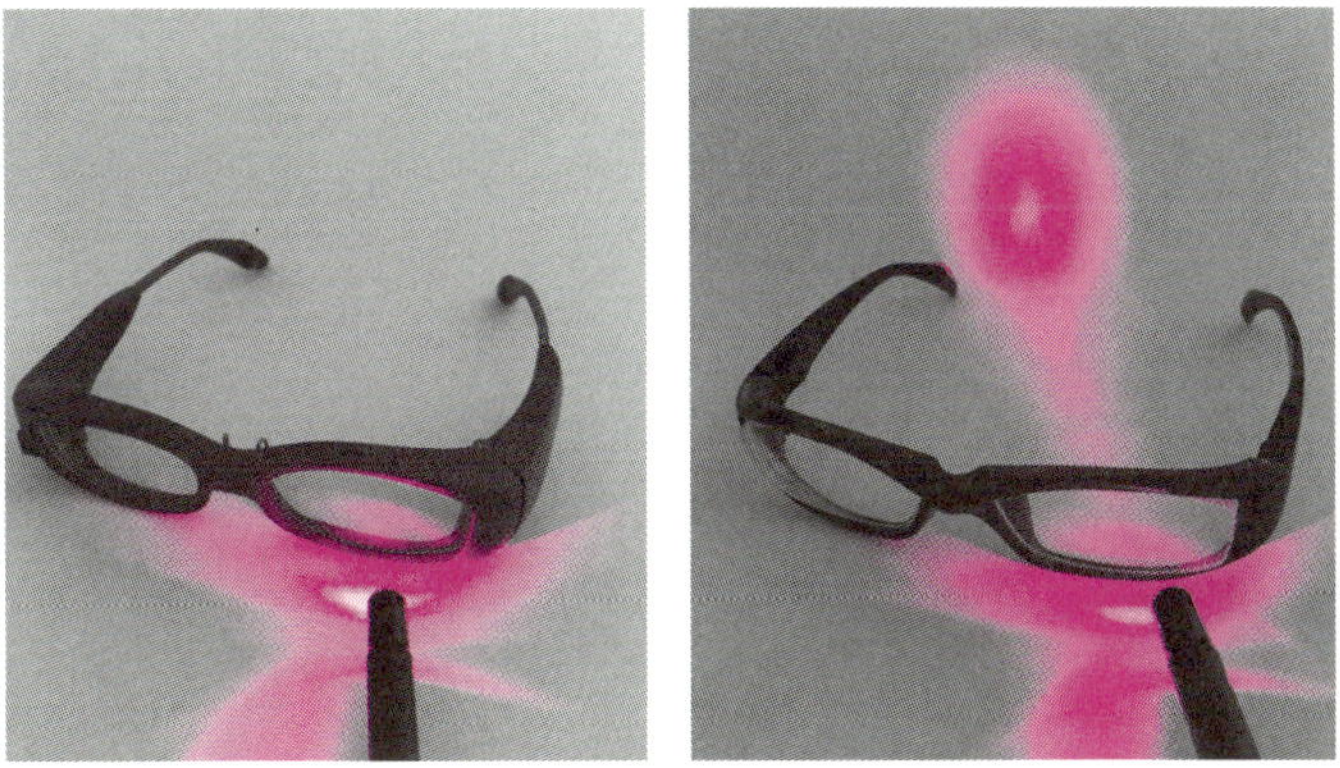

ジンズ・バイオレットプラス

通常のレンズ（左）はバイオレットライトを通さない。一方JINS社と共同開発した「ジンズ・バイオレットプラス」レンズ（右）は紫外線をカットし、バイオレットライトを通す

義塾大学医学部発スタートアップである（株）坪田ラボを立ち上げ、産業化に向けて本格的に乗り出しました。これは僕の個人的な大きなチャレンジでもあります。

まずは、バイオレットライトを通しながら紫外線はきちっとカットして安全に使えるジンズ・バイオレットプラスという眼鏡を、眼鏡大手のＪＩＮＳ社と共同開発し発売しました。

このレンズを用いると、実際

バイオレットライト発光メガネフレーム

外に出なくても外光環境を提供！

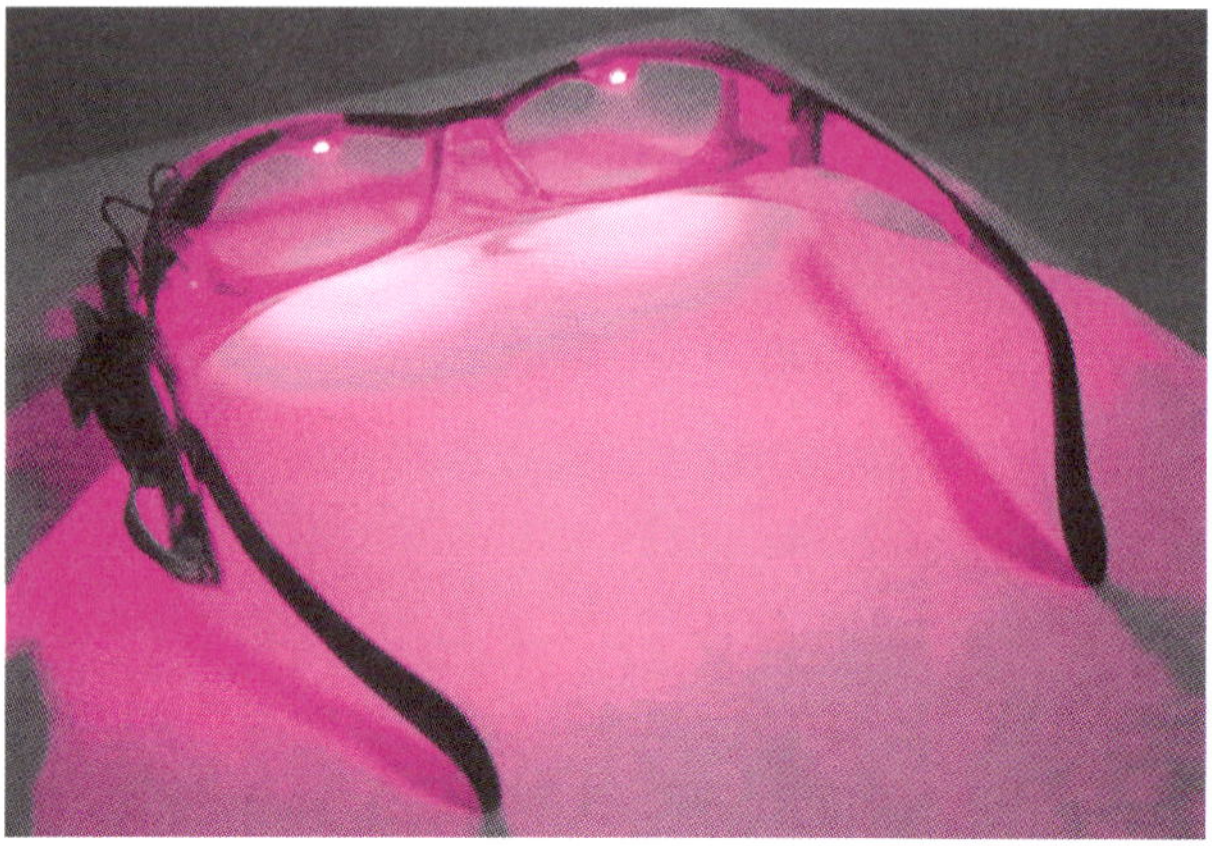

バイオレットライトを発するメガネフレーム。本メガネフレームをかけていれば外に行かなくてもOPN5を活性化することができる。現在近視の治験や、うつ病、パーキンソン病、認知症に対する予防の特定臨床研究に使われている

に小学生の近視の進行が遅くなることについて、栃木県大田原市にある原眼科病院の協力を得て特定臨床研究を行い、しっかりと効果を示すことができました。もちろん、その安全性については確認済みです。

このバイオレットライトを通す眼鏡をかけた子供たちには、どんどん外遊びをしてほし

いのですが、都内の子供たちは、塾やさまざまな制限があって、外遊びの時間が大きく減っています。

そこで我々は、バイオレットライトを発する眼鏡型医療機器を作り、近視予防に役立てようとしています。

まずは40名の小学生を対象にパイロット研究を行い、安全性と効果を示しました。現在では160名の小学生を対象にその効果を最終確認し、医療機器として認可を得られるべく、研究を進めています。

外に行かなくても近視が進行しない眼鏡、すなわち「おそとぼっこメガネ」というべきでしょうか。

部屋の中にいても外と同じ効果が得られるという、世界にまったく存在しない新しい日本のテクノロジーです。

ＯＰＮ５は目と脳の血流を増やす

バイオレットライトでＯＰＮ５を刺激すると、なぜ近視が予防できるのでしょうか？

非常に面白いことがだんだんわかってきました。

近視の原因は、今までまったくわからなかったのですが、最近、中国の温州医科大学のジョウシジョウテン先生らの研究により、近視は虚血、すなわち血の巡りが悪くなることに起因することが明らかになってきました。

近くを見ると、目の中の水晶体が厚くなってピントを合わせるのですが、なんと同時に脈絡膜も薄くなって、ピントを合わせようとしていたのです。

脈絡膜は、目の酸素の80～85％を供給している血管に富んだ膜です。これが薄くなると血流が悪くなり、酸素が減って、虚血になるのです。

正視では脈絡膜が厚く、強膜も正常である。
近視では脈絡膜が薄くなり、強膜も異常となる。
一方、バイオレットライトが入ると脈絡膜の血流は改善し、
強膜も正常化する

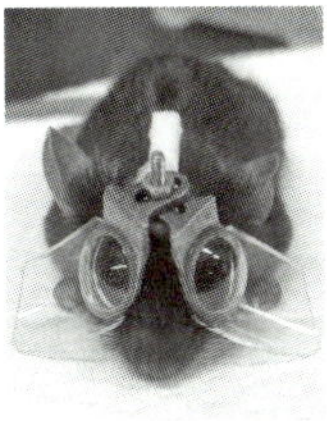

Jiang X, Kurihara, T, et al.
Sci Rep. 2018

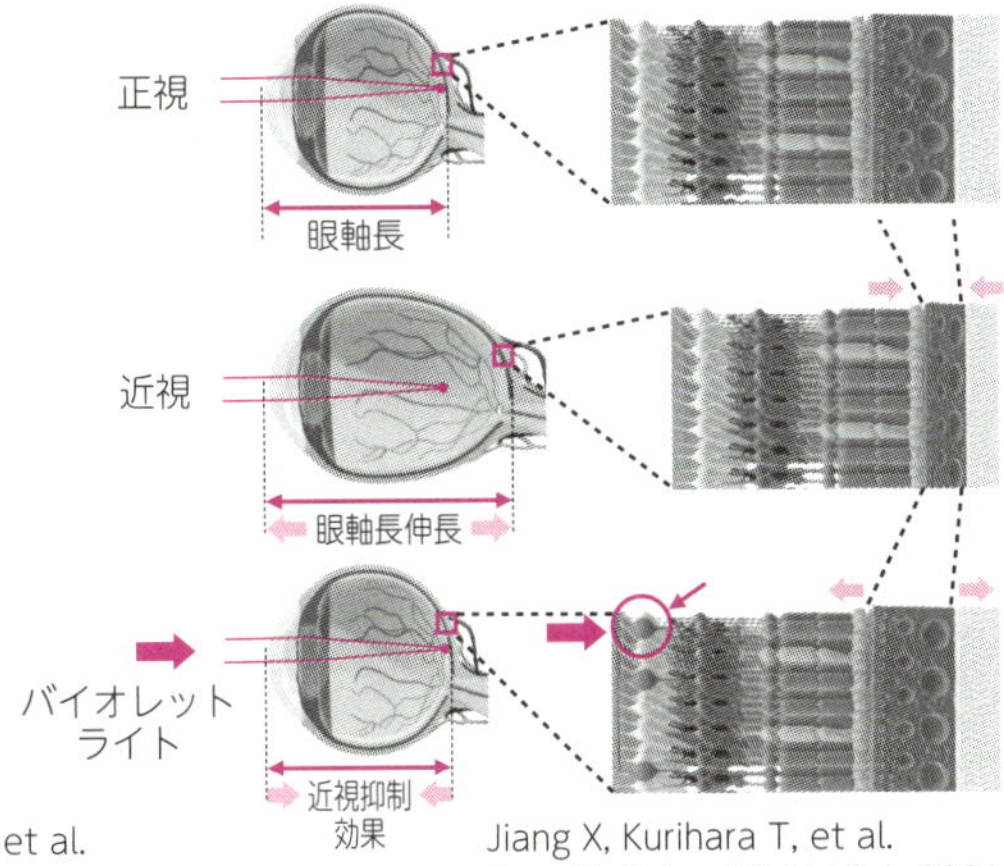

Jiang X, Kurihara T, et al.
Proc Natl Acad Sci U S A. 2021

バイオレットライトが近視を予防するメカニズム。バイオレットライトがOPN5を活性化すると目の血流をつかさどる脈絡膜の血流を保持し、虚血になるのを防ぐ

第1章で述べたように「おそとぼっこ」をしていると、目の虚血が防げます。目の血流が良くなるのです。

それも、目の血流だけが良くなるのではありません。

ご存知のように目は、中枢神経系の一部ですから、その親玉は脳です。なんとバイオレットライトでＯＰＮ５を

刺激すると、脳の血流が改善して、脳が活性化することもわかりました。目だけではなく、脳も良くなる可能性があります。

じつは脳の血流も脈絡膜の血流も、上唾液核（Superior Salivary Nucleus, SSN）という中脳にあるセンターによってコントロールされていて、我々はオプトジェネティクスという方法でここを刺激することによってその機能を確認しています。

このセンターは、名前通りに唾液を作り出させる唾液腺もコントロールしているのですが、さらにドライアイと関係する涙腺もつかさどっていることがわかり、我々は近視がドライアイとも関係すると予測して新たな研究を開始しています。

現代社会で問題になっている病気は、なにも近視ばかりではありません。うつ病やパーキンソン病、認知症なども非常に増えてきているのはご存知の通りです。

これらの初期症状というのは、脳の血流量が減ることです。また、COVID-19でステイホームの時期に、うつ病が激増したこともよく知られています。

逆に言えば、外にいる時間をきちんと持つ「おそとぼっこ」をしていれば、これらの病気をかなり防げると僕は考えています。

「うつ病・パーキンソン病」への効果

そこで坪田ラボでは、うつ病・パーキンソン病に対する特定臨床研究を行いました。

うつ病のマウスを作り、それにバイオレットライトを当てて劇的に改善するというデータや、認知症のマウスにバイオレットライトを当てると、短期記憶ばかりでなく、長期記憶も良くなるなど、さまざまなデータをもとに、倫理委員会を通して臨床研究を実行しました。

2024年7月にプレスリリースを行いましたが、70名のうつ病患者を対象とした研究で、バイオレットライトを当てることによって安全性が確認され、その効果も示されました。
パーキンソン病においても、安全性に加えて、幻視などの症状が取れるという効果が確認されました。近視ばかりでなく、脳への応用も大きく期待されています。

先ほど話したように、ドライアイと関係する涙腺、すなわち涙を出す腺も、目と脳の血流と同じSSNという脳の中枢でコントロールされるので、バイオレットライトによって涙が増えるか研究してみました。すると、なんと涙がマウスでも人でも増えるのです。

つまり、現代人が外で遊ばなくなり、近くのものばかり見ているという、近視と同じ原因でドライアイになっている可能性があるのではないかと、今懸命に研究を進めているところです。

「ペット・養鶏」にも太陽光が必要だった

現在、日本にはペットとして犬が約700万匹、猫が約900万匹いると言われています。犬の場合、そのうち約300万匹が10歳以上の老犬になっており、認知症が一部に発症してきています。

共同研究者の慶應義塾大学理工学部の満倉靖恵教授から、「うちの犬も年を取って全然動かなくなってしまったので、ぜひ坪田先生のバイオレットライトを使わせてください」と数年前に申し出がありました。

考えてみれば、犬もOPN5を持っています。元々は狼《おおかみ》であった犬も、外で過ごすことが基本だったわけです。

ところが、現在では、ペットの犬は生活のほとんどを室内で過ごします。ですから、散歩が重要になります。散歩による運動はもちろん、外の光を浴びること

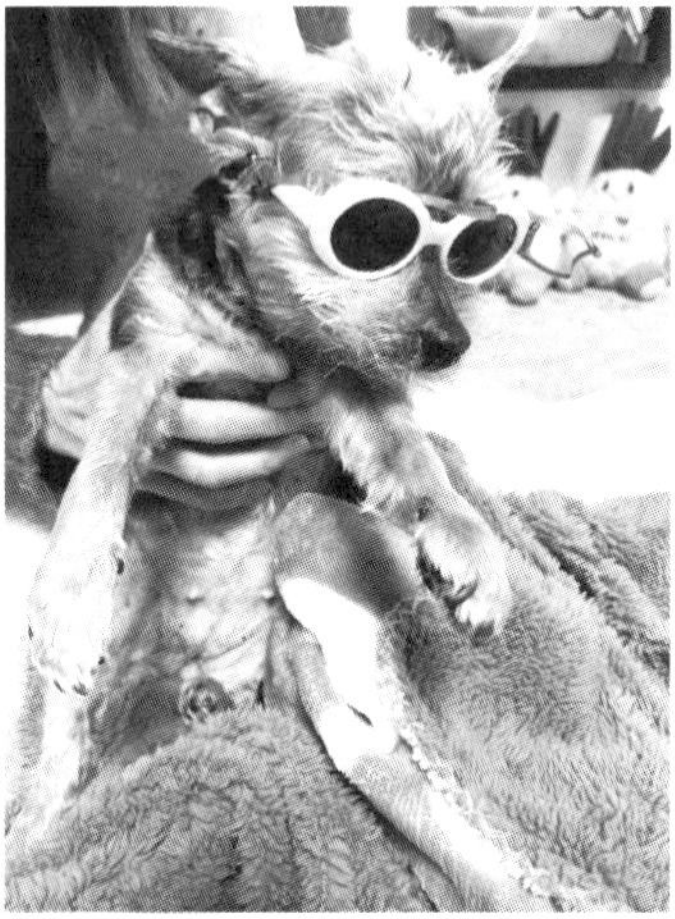

犬用のバイオレットライトメガネの試作品。動かない犬にはこの犬用のバイオレットライトメガネで対応できる。動き回る犬の場合は脱落が多いことがわかり、現在ではケージの周りにバイオレットライトLEDを設置する方法を使っている

が大きく健康にかかわると考えています。

そこですぐに犬用のバイオレットライトメガネを作り、満倉先生の愛犬に使ってみていただいたところ、とても元気になり、吠《ほ》えるようになったと喜んでくれました。

そこで我々は麻布大学獣医学部の菊水健史教授とあいち動物眼科の三輪幸裕先生、埼玉県にある、あにまるケアハウスという老犬・老猫用の施設のご協力を得て、老犬に対するバイオレットライトの健康効果を見るべく動いています。

この研究は、東京都の研究補助金も得

ることができ、老年化していくペットの問題などを少しでも解決できればいいと考えています。

さらに我々は、養鶏場でも研究をしています。

たくさんの放し飼いの鶏たちは元気で美味《おい》しい卵を産みます。一方、大量生産の養鶏場では、人工の光だけが当てられて、運動もできません。

我々は、神奈川県立中央農業高校の養鶏部の協力を得て、鶏にバイオレットライトを当てることによって、美味しい卵ができるかどうかの研究をしているのです。

2024年の夏に坪田ラボの森島研究部長と同じく研究部の北村さん、中村さんに中心となって研究を進めてもらいましたが、なんとバイオレットライトを浴びた鶏たちのほうが食事量が増え、卵のグルタミン量が増え、味が良くなったことがわかったのです。

鶏は特に光に対する感受性が強い動物ですから、バイオレットライトによって美味しい卵ができるようになれば、産業的にも大きな進歩が見込めます。放し飼い卵が美味しいというのも、庭で鶏が自由に運動することに加えて、太陽の光を浴びることによって美味しくなっていることが考えられるからです。

養鶏場の鶏に、運動はさせられなくてもバイオレットライトを当てることで、「おそとぼっこ効果」を作り出すことができるというわけです。

太陽光で健康になる本当のサイエンス

我々はＯＰＮ５を研究しているので、ＯＰＮ５に焦点を当てた話をしているわけですが、ご存知のように、屋外には強いブルーライトもあります。

ここで太陽光で健康になる本当のサイエンスをもう一度おさらいしてみましょう。

前にも書きましたが人は9つの光受容体を持っています。このうち4つが見るための視覚型光受容体であり、5つが見るためではない非視覚型光受容体であることは説明しました。

元々生命が生まれたときは単細胞で目はありませんでした。でも25億年くらい前から生命は光を使い始めました。これを始めたのが非視覚型光受容体です。なんと目が生命の歴史の中でできたのは5億4300万年前のカンブリア紀の大爆発の時期と言われていますから、20億年近く非視覚型光受容体が生存のために大活躍していたわけです。

そして目ができた後も、非視覚型光受容体は目ばかりでなく、全身に存在して、健康や生存に大事な仕事をしてきました。大切なことは、太陽の光によってこれらの受容体は働いていたので、太陽が昇っている昼間にしっかりと働いてもらう必要があるということです。

しかし、現代社会では屋内時間が増えて、光の量が足りないばかりでなく、バイオレットライトも不足していることを何回も強調してきました。
ここで、人が持つ非視覚型光受容体がどんな仕事をしているのか、まとめておきたいと思います。

OPN5

◎光感知能力：バイオレットライトを感知する
◎生体リズムの調整：目や皮膚などのサーカディアンリズムを調整する
◎発達期の血管成長を助ける
◎体温調節：体温の調節に関与する
・目と脳の血流増加
・睡眠の改善
・近視の進行抑制
・うつ症状の改善
・パーキンソン病の幻視軽減

・老犬のボケ防止
・養鶏場の鶏の卵の品質向上
・育毛の補助

OPN4

◎内在性の光感知：特定の波長の光（主にブルーライト）を感知し、その情報を中枢神経系に伝達する
◎サーカディアンリズムの調節：光の周期的な変化を検出し、それをもとに体内時計を調節することで、生体のサーカディアンリズムをコントロールする
◎睡眠と覚醒の調節：光の曝露《ばくろ》によって睡眠を誘発したり、覚醒状態を維持したりするのに寄与する
◎瞳孔反応の制御：強い光に対する瞳孔の収縮反応を調節することで、目を保護し、視覚の鮮明さを保つのに役立つ
・記憶力の向上

・さわやかな気分の促進
・脳の発達に必要
・目の発達に必要

OPN3

◎光感知：ブルーの波長の光を感知することで、生体のさまざまな生理的プロセスに影響を与える
◎生体リズムの調節：光の情報を受け取り、生体リズムの調節に寄与する
◎網膜以外の組織での役割：網膜以外にも存在し、皮膚や脳など他の組織で特有の役割を果たす可能性がある
・皮膚において日焼け防止
◎細胞内シグナリングの調節：光を感知した後、細胞内のセカンドメッセンジャーシステムを通じて、さまざまな生化学的反応を誘発する

ＲＬＨ、ＲＧＲについてはオプシンのサイクルに関与するなど、最近になって機能が少しずつわかってきましたが、まだまだこれから研究が進むと思います。

これらによってＯＰＮ５以外の４つの非視覚型光受容体が活性化され、その総合的な力で、健康が保持できていると考えています。

太陽光というと、太陽の光を直接浴びる必要があるのではないかと勘違いされる方もいますが、そうではありません。

とにかく、**昼間に外にいるだけでいい**のです。**日陰でも縁側でもかまいません。**どこでもいいから、外にいることが重要です。

研究は日々急激に進んでいるので、この20年間で運動が体に良いということを世界が追い求めたように、これからは外で過ごすことが本当の健康に繋がるというサイエンスが一気に進歩してくるに違いありません。

「ラジオ体操・ゲートボール・ウォーキング」の健康効果

このように考えていくと、朝のラジオ体操というのは、非常に良いことがわかります。

小学生時代、僕は東京都両国に住んでいたので、夏休みになると、両国公園というところに朝6時に出かけてラジオ体操をしていました。スタンプをもらうのが嬉《うれ》しくて毎日行っていましたが、あれこそ本当の「おそとぼっこ」です。

太陽の光とともに朝を迎え、体を動かす。それによってサーカディアンリズムが整うとともに、目の血流量が増え、脳の血流量が増え、幸せな気持ちになり、目も記憶力も良くなって、元気になれたわけです。

プロローグでゴルファーの話をしましたが、ゲートボールも同じように、その健康効果は抜群です。

外で皆さんと一定の時間を過ごすわけですから、運動量は多くなくても、絶大な健康効果があるといえます。

ゲートボールぐらい大したことない、なんて言っている方をたまに見かけますが、もし普段からゲートボールをやられている方がいたら、そんなマイナスな言葉など気にせず、ぜひ続けてください。

それがいかに自分の健康を保持するのに役立っているか、心と体で理解していただければ嬉しく思います。

ウォーキングの健康効果については、非常に多くの研究と論文があります。1日15分のウォーキングをするだけで、がんや認知症が減るという研究がたくさん行われています。

僕はウォーキングが「昼間の外」で行われているために、非常にプラスになっていると考えています。

ウォーキングをやる時間が夜しかないという方もいらっしゃるかと思いますが、できればウォーキングは「おそとぼっこ」の概念のもとに、昼間にやっていただきたいと思います。

昼間ウォーキング、これが基本中の基本です。

勉強よりも朝の運動が頭を活性化させる

ボストンの有名な精神医学者にジョン・レイティ先生がいます。彼は『脳を鍛えるには運動しかない！』（NHK出版）というベストセラーで世界的に有名になりました。

僕もこの本を読んで非常に感銘を受け、日本にご招待し、講演をしていただいたことがあります。

彼はこの本の中で、脳を鍛えるには、脳トレやゲームをするより、とにかく運動をして脳の血流量を増やすことが、とても重要だと言っています。

そういう意味では、バイオレットライトに似ていますね。なにしろバイオレットライトは、目と脳の血流量を増やすわけですから。


ジョン・レイティ先生の研究では、朝の運動を取り入れた高校が、理科や数学の成績で全米のトップクラスに入るようになったという劇的な例を見せています。

理科や数学を勉強すること以上に、朝運動するということ自体がこれらの奇跡を作ったんだと言い切っています。


面白いことに、次の彼の本『GO WILD』では、運動するなら部屋の中ではなく、外でしろということを言い始めました。GO WILD、すなわち、自然の中に出ろという意味ですね。

これらはまだOPN5を刺激するバイオレットライト仮説が知られていない時期に出版された本ですので、彼は経験的に、外に出ることがいかに良いことか、ということを理解していたのだと思います。
ご興味のある方は『脳を鍛えるには運動しかない！』も併せてお読みください。

良い睡眠は屋外光からもたらされる

現代社会の大きな問題に、睡眠障害があります。たくさんの方が不眠症になっているのです。
その大きな原因が、光です。夜のブルーライト問題、すなわち夜にブルーライトが目に入ってＯＰＮ４が活性化し、体が「まだ昼なんだ、寝る時間じゃないんだ」と思ってしまうことが非常に大きな原因であることは間違いありません。

一方、読者の皆さんには、このような経験はありませんか。

・海水浴に行ったら、その日はすごくよく眠れた。

・スキー場でスキーを1日していたら、その日はすごくよく眠れた。
・山登りを1日していたら、その日はとてもよく眠れた。

もちろん、運動したから疲れが出た、と考えることもできます。しかし、そればかりではないということがわかってきました。

外の光は非常に強く、OPN4・OPN5を刺激します。その刺激によって睡眠ホルモンであるメラトニンが夜にたくさん出ることで、睡眠のクオリティが劇的に上がるのです。

もしまだ実感としてこれを体験されていない方がいたら、ぜひ体験してみてください。外で過ごした日のほうが良い睡眠のとれることが体感できると思います。

第3章

こうして「おそと時間」を増やそう！

——毎日簡単に実践できる10の方法

外にいる時間をどうやって増やすか？

ここまで第1・2章と「おそとぼっこ」の重要性について述べてきました。

読者の皆さんは、我々が持っている非視覚型光受容体OPN5が、バイオレットライトのみで活性化されること、バイオレットライトは部屋の中には存在しないから、我々は外で過ごすことが必要不可欠であるということを理解されたと思います。

この章では、どうやったら現代社会において「おそと時間」を増やすことができるか考えていきましょう。

現代は、普通に生活しているだけで、外にいる時間が減ってしまいます。運動と一緒ですね。運動を能動的にしようと思わない限り、運動しなくて済んでしまう。

だから、まず外に行くことが重要だと理解してもらったわけですが、実践するとなると、どうしたらいいのでしょう。

そもそも、どれくらいの時間を外で過ごせばいいかというと、**1日2時間**がひとつの目安となります。これは近年の近視研究から出てきた数字です。子供たちが1日2時間外にいれば、近視になりにくいことが疫学的にわかっているのです。本当はもっと長くいたほうがいいのかもしれませんが、とりあえず2時間を目標にしてください。

朝起きたらまず窓を開ける

最初に、朝起きたらまずカーテンを開けて、太陽光を浴びることを日課にします。

これで毎日、太陽光を浴びることができるわけですが、はたしてそれだけで良かったでしょうか?


ここまでちゃんとお読みいただいた方であれば、

「あれ、おかしいんじゃないの? カーテンを開けても、窓を開けないとバイオレットライトって入ってこないんじゃない?」

「今の窓ガラスって、バイオレットライトを通さないんでしょ?」

そう気づかれるかもしれません。

はい、その通りです。カーテンを開けただけではバイオレットライトは入ってこないのです。バイオレットライトは、窓ガラスを通らないからでしたね。


ですから、**朝起きたら「まず窓を開ける」**が正解です。寒い日や雨の日だったりするとなかなかやりにくいですけれどね。

だから、できる日だけでもいいので、ぜひ大きく窓を開け放ってください。そして、朝の光を浴びること。

これが、太陽光と一緒に生活する第一歩となります。

ちょっとだけ「上を向いて歩こう」

我々の世代は、坂本九の「上を向いて歩こう」という歌を覚えています。これは夜の道を歩いて星を見上げる設定になっていますが、バイオレットライトを取り入れるために上を向いて歩くには、昼でなければなりません。

さらに、バイオレットライトは指向性が非常に強いことがわかってきました。すなわち、見る方向性がとても重要なのです。

外にいても下を向いたのでは、バイオレットライトはほとんどゼロに近くなります。斜め下を見ても、かなり少ない。

例えば天気の非常に良いとき、水平だと約400マイクロワットパー平方センチメーターの光の強さがありますが、下を向くと、これが100以下になってしまいます。

一方、ちょっと目線を上げると800〜1500、真上を向けば、2500〜3000まで増やすことができます。

ちょっとした目の方向性が本当に重要なのです。

上を向いて歩くと、物にぶつかったりする危険もありますから、じゅうぶん注意して歩いてくださいね。

僕は特に通勤のとき、自分の家から駅までの約7分間を、上を向いて歩いています。

最初は何か物が近づいてくる気配がすると心配になって、目線を落としたり、きょろきょろしたりしていました。最近は練習の成果か、視野が広がり、かなり長時間、上を向きながら歩くことができるようになりました。

日本の道路はよく整備されていて、あまり足に引っかかるものもないし、快適だなと思いながら、歩いています。

皆さんも上を向いて歩く場合には、いつもの歩き慣れた道で歩くようにしてください。新しいところでやると、つまずいたりして危険なので、おすすめできません。

ちょっと上を向いたほうが健康になるなんて、面白いですよね。

なるべくひなたを歩くようにする

「ひなたを歩くと良い」なんて言うと、暑い盛りにひなたを歩くなんて考えられない、という方も多いと思います。むしろ、日陰を探して歩いて、なるべく汗をかかないように工夫しているでしょう。

でも、バイオレットライトをじゅうぶんに浴びるためには、「ひなたを、上を向いて歩く」という組み合わせが理想的です。

もちろん、熱中症の可能性のある猛暑時に無理してひなたを歩く必要はありませんが、それでも10月から5月くらいまでの間は、なるべくひなたを歩きましょう。

歩いていると、ひなたと日陰の両方を選べる状況がたくさん出てきますが、ぜひひなたを選んでください。歌にもあるように、サニーサイドを歩くのです。

ただし近視については、ひなたでも日陰でも、じつは予防効果はあまり変わらないことが台湾のウー先生たちの研究でわかってきました。

自分自身は、先に述べたブルーライトによるOPN4の刺激が得たい、短時間でも強くOPN5を刺激したいと思って、ひなたを歩くようにしています。

一方、光の強さより時間の長さ、すなわち外にいる時間のほうが効果と関係しているという研究もあるので、ここは議論のあるところです。ここでは「ひなたを歩こう」と言いましたが、**日陰でもいいから、とにかく外を歩く**というほうがいいかもしれませんね。

通勤・通学時間を最大限に活用するコツ

通勤や通学のときも、なるべく外を歩きます。例えば地下鉄で、そのまま地下通路を歩いていけば、目的地まで非常に近かったとします。その地下通路を使わず、なるべく早く屋外に出るのがコツです。そして、外を歩くのです。

もちろん、雨が降っているときなどは、地下道などを使ってください。でも曇りの日や天気の日は、ぜひ外を歩きましょう。

隣のビルと連絡通路などで繋《つな》がっている場合でも、なるべく一度外に出てから行くようにしたらどうですか。

これまでは、移動の時間は短ければ短いほうがいい、そのほうが仕事の効率が上がる、と思われていたかもしれません。でも、ちょっと考え方を変えてみてください。隣のビルに行くだけであっても「おそとぼっこ」の大きなチャンスなのです。早く行くことだけが目的ではないのです。

ごきげんに、楽しく健康な時間を持つことこそが大切です。例えば、アポイントの時間まで10分余裕があったら、外を少し散歩してみましょう。散歩しながらいろいろな道を使って目的地まで行ってみるのです。

2022年に坪田ラボが上場することになったときのこと。上場前には機関投資家の方に自分の会社のプレゼンをしてその魅力を語るのですが、なんと1週間に48社分もプレゼンをしなければなりません。1時間プレゼンすると30分の休みがあって、またプレゼン。1日に5回も6回もこなすことになります。

幸い、今はWebでできますので、動き回らなくていいのは楽なのですが、ほうっておけば、ずっと部屋の中に閉じ込められていることになります。

そこで、このときに僕が実際にした工夫は、プレゼンとプレゼンの間に、信濃町の自分のオフィスとその周りを散歩するということでした。

そうすると、結果的に何十回も20分程度の短い散歩をすることになったので、たくさんの裏道や楽しいお店などを見つけることができました。

ぜひ皆さんも同様に、通勤・通学の時間を最短にするのではなく、一駅分歩いてみたり、もっと健康に使う楽しみにしてみてください。

部屋の中にいて太陽光を浴びる方法

仕事がデスクワークだったりして、1日のほとんどを室内で過ごすという方はどうでしょう。

例えば、机が壁側にある場合、窓際に置いてみてください。可能な限り窓向きに机を置き、なるべく窓を開けて、勉強なり仕事なりをすることをおすすめします。

それによって、「おそと時間」とまったく同等とは言いませんが、バイオレットライトをある程度浴びることができるようになります。

いちばんいいのはテラスや庭を使うことです。僕はコロナ禍にＷｅｂミーティングをすべて部屋の中でやることが「おそとぼっこ」に反すると考えて、いろいろな工夫をしました。そのひとつが、テラスオフィスを作ることです。ほんの小さな机でいいのです。玄関でもテラスでも庭でも、小さな机と椅子があれば、そこは「おそとぼっこオフィス」になります。

今は良いイヤフォンを使うとマイクもついているので、周りの人にそれほど迷惑をかけずにＷｅｂミーティングをすることができます。めんどうくさがらずにぜひ工夫してみてください。机が４０００円、椅子が３０００円くらいで買えるので、１万円以下で大きな健康が買えるのです。

NECより発売！！　バイオレットライトPC！

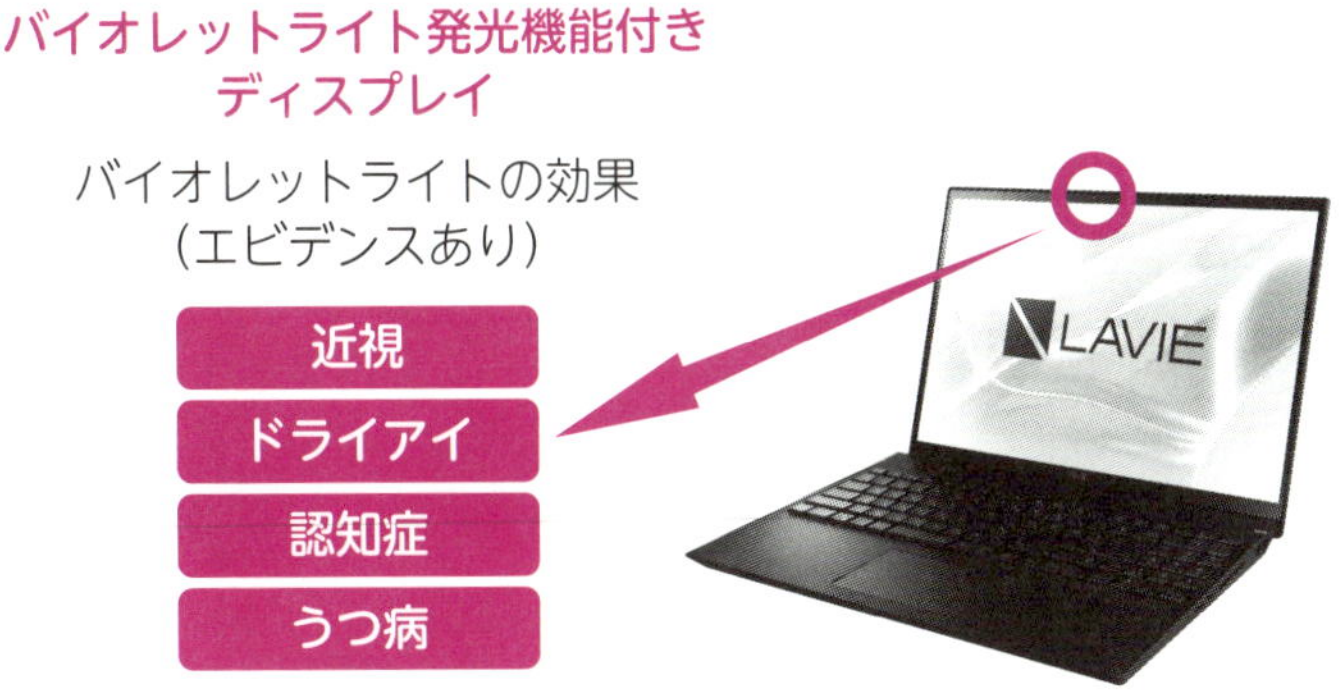

バイオレットライト発光機能付き
ディスプレイ
バイオレットライトの効果
（エビデンスあり）
近視
ドライアイ
認知症
うつ病
LAVIE

人の健康にポジティブな光を発するPC
＝
ポジティブ・ライト・PC

NECから発売されたバイオレットライトを浴びることができるPC。これによって仕事をしながらバイオレットライトに当たることが可能になる

サプリメントにお金をかけている人はぜひ、「おそとぼっこ」の費用対効果を考えてみてください。長い間には大きなプラスになること間違いありません。

また、慶應義塾大学医学部発スタートアップの坪田ラボでは、バイオレットライトを発するPCをNECと共同開発しています。これを使うと、ＰＣで作業しながらバイオレットライトを浴びることができます。卓上のデスクトップライトも開発中で、これらを使うことでバイオレットライトを、部屋の中にいながら浴びることができます。

屋内スポーツより、屋外スポーツを選ぶ

オーストラリアのキャサリン・ローズ博士らの報告により、近視の研究で言えば、屋内スポーツでは、効果がないことがわかっています。

ここで、キャサリン・ローズ博士の疫学研究を詳しく話しておきましょう。

彼女は近視の疫学者ですが、当時、屋内スポーツと屋外スポーツでどのような差があるのかというのが大きな議論になっていました。

屋外では遠くを見る。スポーツで体を動かす。そして屋外環境光を浴びる。屋内でも、大きな体育館では遠くを見ることができますし、屋外と同じようにたく

さん体を動かすものは多くあります。

唯一違うのが、屋内スポーツでは、屋外の光が浴びられないということ。

キャサリン・ローズ博士が行った研究では、とてもクリアに屋内スポーツでは、近視の進行を抑えることができないことがわかりました。

やはり、屋外にいるということが、本当に大切だとわかってきたのです。


ですから、スポーツをするなら、屋外スポーツを選びましょう。

僕は卓球が大好きですし、バレーボールもバスケットボールも大好きで、これらを否定するものではないことをあらかじめお伝えしておきます。

ただ、健康の面から言えば、外にいる時間が長いスポーツをぜひ選んでほしいのです。


例えば、ゴルフならば、プロローグで話したように、1日に5時間くらいは外歩きをすることになります。

ゲートボールも仲間と一緒に数時間は外で過ごすことになります。

僕の好きなスキーも一日中、外にいます。

海水浴もいいですね。ヨットなんか、抜群です。ずっと海の上で、バイオレットライトを浴びることができます。

テニスをするなら、屋内練習場と屋外コートの両方が使えるのであれば、ぜひ屋外コートのほうを選びましょう。

雨が降った際に、屋内のほうが便利だなと考える気持ちはわかりますが、雨が降ったらそのときのこと。長い目で見れば、外でテニスをする習慣をつけたほうが、ずっとプラスになると思います。

「帽子・サングラス・日焼け止め」の正しい使い方

外に行くと、日焼けが嫌だ、紫外線に当たってしまうから嫌だという方がいらっしゃいます。

その場合、WHOがすすめているのは、ひさしのある帽子です。帽子をかぶることによって、かなり紫外線を防ぐことができますし、一方、バイオレットライトはじゅうぶん浴びることができます。

サングラスは一般に目を守ると言われていますが、せっかく外に行っても、バイオレットライトが入らないのでは元も子もありません。

どうしても眼鏡をかけたい場合には、JINS社が出している「ジンズ・バイオレットプラス」という、紫外線はカットするけれど、バイオレットライトを通す眼鏡をお使いになることをおすすめします。

日焼け止めは、人類の大きな発明の一つです。ただ、ほんの30分や1時間外に出るだけなのに、いちいち日焼け止めを使うことには反対です。

現在の日焼け止めのほとんどは石油製品であり、それを体に塗りたくっていることになります。そして、1日が終わったら、さらに石油製品のシャンプーやボディーシャンプーを使うことになります。

1日に3時間も4時間も直射日光を浴びるときは、僕も日焼け止めを使います。でも1時間以内の散歩や孫たちとのプール遊び程度では、日焼け止めは使いません。

「おそとぼっこ」では、目から入る光と同時に、ビタミンDの産生をはじめとして、皮膚に当たる太陽の光も大切だと考えています。

皮膚にはたくさんのOPN5があり、生体リズムの調整ばかりでなく、さまざまな仕事をしていると考えられているからです。

外に行くときは帽子をかぶって、あまり日焼けを気にせず、元気に過ごしましょう。

いつでもできる野外活動と、その楽しみ方

現代社会では、特に都会に住んでいると外で過ごすことが少なくなるので、野外活動を意識して行う必要があります。

キャンプをする。これは最高ですね。近年、キャンピングがだいぶ流行《はや》っていますから、これをただ楽しむだけではなく、健康にも良い余暇と考えて、ぜひ自分の生活の一部にしてください。

山登りもハイキングも最高です。どんどん外での時間を増やしましょう。

いちばん簡単なのは、散歩です。ひとり散歩もいいですし、自分のパートナーや友達と散歩するのも楽しいでしょう。もちろん、愛犬と一緒にのんびり歩くのも最高です。

そのときのコツは、夜じゃなくて、昼間にすること。

そして、散歩のときは少し目線を上げること。

散歩30分、通勤・通学で30分、窓のそばで過ごすこと30分、そして30分程度のスポーツを入れれば、毎日2時間は外にいる計算になります。

公園デビューは早ければ早いほどいい!

公園はグリーンスペースと言いますが、最近の研究で、グリーンスペースが近いところにいるほうが健康状態が良く、近視の率も低いことがわかっています。公園に行けば、外の光をじゅうぶんに浴びることができますし、そこに友達がいれば、何時間かを過ごすことができます。

お子さんをお持ちの家庭では、お子さんを公園で遊ばせているところを見ますが、これはとても良いことです。ところが、残念なことに都内の保育園や幼稚園では、じゅうぶんに庭を確保できていない施設も多く、どうしても部屋の中の時間が増えてしまっています。

我々は東京都立川市にある、ふじようちえんで近視の研究をしました。太陽光がサンサンと降り注ぐ幼稚園で、素晴らしい発想のもとに作られています。

この幼稚園は、あの有名な佐藤可士和さんが設計されました。幼稚園の屋上が全部運動場になっていて、子供たちは太陽の光を長く浴びることができます。

そういう理由もあって、ふじようちえんでは近視の子供が少ないのではないか、という仮説に基づいて我々は調査をしたのですが、驚いたことに、ふじようちえんに入ってきた時点で、すでに子供たちは近視になっているようなのです。

すなわち、もっと早い時期からの子供たちが光をたくさん浴びることができる環境が重要だということになります。

世界的にも幼稚園前の子供の屋外活動状況を把握する研究が進みつつあり、屋外の重要性は、さらに解明されていくものと思います。もちろん、このふじようちえんのような設計の幼稚園は、子供の教育環境として素晴らしいものです。

キャンプ意識をオフィスに活かす!?

キャンプは、日常から離れるという意味でも、日常の現代文明の便利さや不合理さを学ぶ面でも、とても良い体験だと思います。

キャンプだけで屋外活動時間を日常的に増やすわけにはいかないかもしれませんが、少しでも屋外の活動時間を増やすきっかけになれば、ありがたいです。

前述したように、赤城山のキャンプでは、たった1週間であっても、脈絡膜が厚くなり、目の血流が大幅に改善しました。ほんの1週間であったにもかかわらず、大きなプラス効果があるということです。

最近は在宅ワーク、かつＷｅｂミーティングが増えています。Ｗｅｂミーティングをするときなども、普通に部屋の中でやるのではなく、少なくとも窓際でやる、窓を開けてやる、ベランダがあればベランダに出てやる、ベランダに足を踏み出してやる、といったように工夫をすることが必要です。

先ほど、机の位置は窓際に、と言いましたが、じつは2024年8月に坪田ラボも、慶應義塾大学病院2号館9階のCRIKの中にオフィスを移転しました。これは、政府が大学発のイノベーションを推進する目的で大学へ補助金を出し、スタートアップやベンチャー企業が入居して、新たなイノベーションを起こしやすくするために行われた措置です。CRIK信濃町はそのシンボルであり、医学部からも産業が起きてくることが期待されます。

そのオフィスに移った僕は、さっそく机を窓際に置きました。窓が開く場所と開かない場所があったのですが、もちろん開く窓の前に机を置きました。

最近の窓ガラスはほとんどバイオレットライトを通さないのですが、測定してみてびっくり！　なんと慶應義塾大学病院の坪田ラボオフィスの窓ガラスはバイオレットライトを通すのです。

元々このビルは1986年に竣工《しゅんこう》したので、ほぼ40年前の建築となります。紫外線カットの窓ガラスが日本で主流になったのは1990年代後半から2000年代初頭にかけてです。この時期に、住宅やビルでのエネルギー効率の向上や、屋内の紫外線からの保護の認識が高まり、UVカットガラスの使用が広がり始めました。

特に2000年代に入ると、エコガラスやLow-E複層ガラスなど、高機能ガラスの普及が進み、紫外線カット機能を持つ製品が市場に多く登場するようになりました。これによってバイオレットライトも通さない窓ガラスになってしまったわけなのですが、我々のオフィスの窓ガラスは古かったために、バイオレットライトを通したのです。

もちろん社員全員、喜んで外の景色を楽しんでいます。いつでもこのような偶然があるわけではありませんが、窓を開けられるときは開けて外を見るということが基本になります。

テスラの窓は開けなければならない？

車の窓ガラスはバイオレットライトを通しません。できるだけ窓を開けて、外を見るのがいいと思います。

今流行りのEVで有名なテスラ社は、宇宙空間でも使える移動手段としてテスラを開発しています。

「将来、人類が宇宙に住むようになったとして、テスラは人類の健康に欠かせないバイオレットライトを通すのかな？」

そう思って測定したところ、テスラの窓ガラスは、完全にバイオレットライトを通さないタイプでした。

天井の光が入ってくる部分のガラスも、まったくバイオレットライトを通しませんでした。すべての車の窓ガラスをチェックしたわけではありませんが、おそらく多くの車がバイオレットライトを通しません。つまり、車に乗っているときは、なるべく窓を開ける必要があります。

ちなみに僕は1985年製のサーブに今でも乗っているのですが、これも紫外線カットレンズが普及し始める1990年より前の車なので、バイオレットライトを通します。

といっても、じつは車はオープンカーなので、元々バイオレットライトを浴びることができるのです。好みにもよりますが、オープンカーというのはバイオレットライトを浴びるひとつの方法ですね。

話はそれますが、宇宙ステーションでは、照明に400ナノメーター以下の光は、使わないルールになっています。

これでは、宇宙に行くとうつ病になり、近視になり、さまざまな病気になってしまいます。せっかく我々が長い歴史の進化の中で手に入れた大切な非視覚型光受容体ＯＰＮ５が宇宙でまったく使えないのは、人類の未来にとって憂慮すべきことです。

そこで、慶應義塾大学医学部発スタートアップの坪田ラボでは、宇宙空間でバイオレットライトが使えるようにするにはどうしたらいいか、という研究をスタートしました。

まだまだ、道のりは長いですが、人類が宇宙に出るにあたって、このバイオレットライト問題をきっちりと解決することは、本当に必要なことと考えています。

宇宙ロケットの中で、宇宙飛行士たちが一生懸命運動しているのと同じように、宇宙船の中にもバイオレットライトが必要なのです。

第4章

バイオレットライトで人生は光り輝く！

記憶力が上がると新しい世界が見えてくる

少し自分の話をさせてください。

バイオレットライトが近視の進行抑制に良いということを見つけたのが2015年、これをまとめた論文は2017年に発表しました。

ちょうどその頃、バイオレットライトを眼鏡型の機械に埋め込み、外にいなくてもバイオレットライトを浴びることができるデバイスを坪田ラボで開発し、これを医療機器として発展させようと考えていました。

僕は軽い近視がありましたので、自分自身にも良い効果があると思い、このプロトタイプを2017年からかけ始めました。面白いことに、僕の目の眼軸長は短くなり、近視が治っていったのです。

3年ほど経《た》った2020年頃には右眼0・7、左眼0・4だった視力が、右眼

1・2、左眼0・8ぐらいまで上がってきました。

時を同じくして、僕は会社経営という初めての職務を全うするために、慶應義塾大学のビジネススクールに通い、エグゼクティブMBAの資格を取得したいと考えていました。62歳のときのことです。

62歳になって、たくさんの本を新たに読み、未知の領域である経営学の新しい概念や用語を全部覚えることができるだろうかと、とても不安でした。

ところが、講義が始まってしばらくすると、自分の記憶力が非常に上がり、新しい知識がどんどん学べることに気づいたのです。

僕はクラスメイトの中で最年長でしたが、若い人に負けないぐらい、しっかりと勉強できたと自負しています。これはきっと周りの友達も、そのように感じたのではないでしょうか？

不思議に思っていた頃に、我々はバイオレットライトでOPN5が活性化すると脳の血流が良くなり、マウスの記憶力低下を予防できることを証明しました。

そこで僕はピンときました。「そうか、自分の目のためにかけていたこのメガネが、僕の記憶力を改善させたんだ」と。

たしかに数年前までは、新しく会った人の顔と名前が一致せず、名前が出てこなかったり、映画の名前を忘れちゃったり、俳優さんの名前も覚えられなかったりなど、いろいろと記憶が曖昧なことがありました。

しかし最近は非常にクリアに思い出すことができるので、その効果に驚いていますす。ゴルファーの方がボケにくいというのも、まさにこの点にあると思います。

僕の友人のWさんも、そのひとりです。ほぼ同い年ですが、僕の様子を見て、ぜひ自分も使ってみたいと言ってくれました。

面白いことに、彼によれば、ゴルフのスコアがとても伸びたというのです。

このメカニズムはまだよくわかりません。筋肉が強くなるのか、脳から刺激が上がるのか、脳だけでなく全身が若返るのか、さまざまな可能性が考えられます。

普段、太陽光を浴びている人にでさえ、バイオレットライトの力が加わることで、大きなプラスの健康効果が起きるなんて、本当に素晴らしいことだと思います。

太陽の光を浴びることによって、どんどん記憶力を良くし、新しいことにもチャレンジできる。なんて素晴らしいことでしょうか？

あなたも、この力を使わない手はありません。

夜のスマホやＰＣをやめるだけで人生が豊かになる

第２章でも話しましたが、昼間の光を浴びていると、睡眠が格段に良くなります。これはぜひ体験してほしいと思います。

一度この因果関係が自分の体の中で確かめられると、よく眠りたいために外にいる時間を増やす、という努力も苦ではなくなります。目覚めもスッキリすることは、もちろんです。

睡眠についてもう一つ大切なことがあります。夜のブルーライトはやはり睡眠にマイナスですから、きっぱりと夜のスマートフォンやＰＣは、やめてください。

これをやめただけで、たくさんの時間が生まれることに驚かれると思います。

日頃から僕は、時間はいっぱいあるなと思っているのですが、これも夜スマートフォンを見ず、ＰＣをやらず、そしてニュースダイエットをしているおかげだと思っています。

夜、スマートフォンとＰＣ（もちろんテレビも）を使わなくなるだけで、読書したり、奥さんと話したり、じっくりと瞑想《めいそう》したりと、のんびりとした時間を過ごすことができます。

そうして、人生が豊かになっていくのを感じます。

白内障手術でなぜ睡眠が改善するのか？

年を取ると出てくる目の病気として最も有名なものに、白内障があります。幸い、この病気は、手術によって非常に良くなり、安全に治ります。僕も、現役時代はたくさんの白内障の手術をしていました。

マルチフォーカルレンズなどを使い、遠くも近くも見えるようになったうちの母も、「一男、よく見えるわよ」ととても喜んでいたのを今でも思い出します。

僕の友人もそのうちのひとりです。手術が終わった1ヶ月ぐらい後に、こう言うのです。

「坪田先生、とてもよく見えるようになりました。でも一つ問題があって。夜眠たくてしょうがない。どうしてなんでしょうね」

白内障と眼内レンズの光透過性

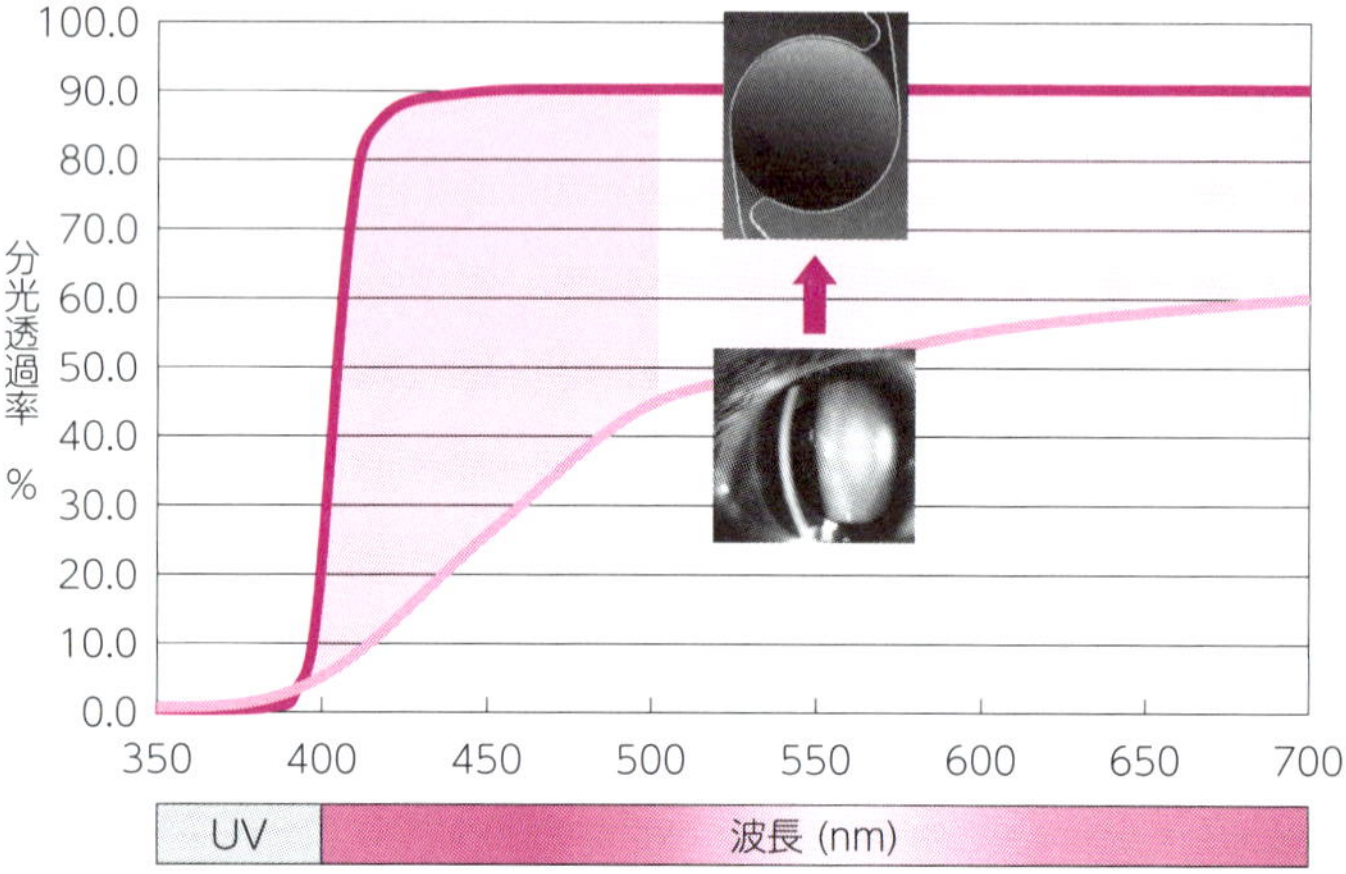

Human lens data from Boettner and Wolter, 1962

白内障ではブルーおよびバイオレットライトの透過性が低い。一方白内障の手術をして眼内レンズを入れると若い水晶体と同じように若返り、ブルーライトもバイオレットライトも透過するようになる

なかなか眼科医はそこまで説明しないのですが、じつは睡眠が改善するというのも、白内障手術の大きな効果の一つなのです。そのメカニズムをご説明しましょう。

白内障は、目の中にある水晶体という透明な組織が白く濁ってくる病気です。この水晶体は年を取ると、なんとブルーライトとバイオレットライトを含む領域の光透過性が極端に落ちてきます。

若い人にとってはじゅうぶんな効果のある「おそとぼっこ」のパワーも、白内障が進んだ方や、水晶体の加齢によってブルーライトが通らない人にとっては、OPN4・OPN5も働かないことになります。

ところが、我々の使っている眼内レンズ（白内障の手術をした後に入れる代替のレンズ）は、20歳の若者のように、ブルーライトもバイオレットライトも90％以上通すのです。

ですから、昼間これらの光をじゅうぶんに浴びた僕の友人は、毎日海水浴に行っているようなもので、夜になると眠たくなるということになります。

これらは、慶應義塾大学の綾木雅彦先生が我々と一緒に共同研究をし、しっかりとした論文としてまとめてくれました。

白内障手術で睡眠が改善する、白内障手術で若返るというのは、じつは見えるばかりでなく、このように非視覚型光受容体が活性化するからなのです。

快適な読書人生があなたを待っている

「若いときは読書をたくさんしていたんですが、年を取ってから読書が億劫《おっくう》になってしまいました」という方をよく見かけます。

やはりよく見えないと、本を読むのもつらいものですよね。

また、テレビを見るなどの受動的な作業と違って、本を読むというのは能動的なエネルギーが必要です。

「おそとぼっこ」で、多くのエネルギーを昼間に得て、睡眠も改善すると、やる気も高まり、本がたくさん読めるようになる。これが僕の個人的な体験です。

記憶力の向上にせよ、読書にせよ、僕の体験だけで話をして申し訳ないのですが、現在はさまざまな臨床研究を行って、それを証明しつつあります。

うつ病やパーキンソン病については、すでに良い結果が出ていることは、すでにお伝えした通りです。

新しいことに次々とチャレンジする快感

うつ病の人が太陽の光を浴びたり、バイオレットライトを当てたりすると症状が改善することをお伝えしてきました。光パワーはすごいのです。

では、うつ病の人ばかりでなく、普通の人に光が当たると、どうなるでしょうか？

はい、元気になります。

我々は、太陽の子です。生命は太陽のエネルギーによって生まれました。太陽の光をしっかりと浴びることによって我々は元気になるのです。

人類20万年の歴史のうち、現在ほど世の中が大きく変わっていく時代はありません。なにしろ、日々どんどん新しいものが生まれてくるのですから。

その新しいものを素直に受け入れて体感し、自分なりの生き方や毎日の生活に応用できるくらいのエネルギーを太陽からもらいましょう!

あなたも太陽の光をいっぱい浴びて、ぜひこの新たな時代で新しいことにチャレンジしていってください。

ごきげんな人生は「ゴーアウト」から始まる

コンフォートゾーンという言葉をご存知でしょうか? これは、自分にとって居心地の良い場所、という意味です。そこでぬくぬくしていたら、安全だし幸せだ、という考え方です。

例えば、僕は眼科医ですから、眼科という世界の中に過ごしていたら、僕はエキスパートですし、誰からも非難されることはありません。

GO OUT　T型戦略

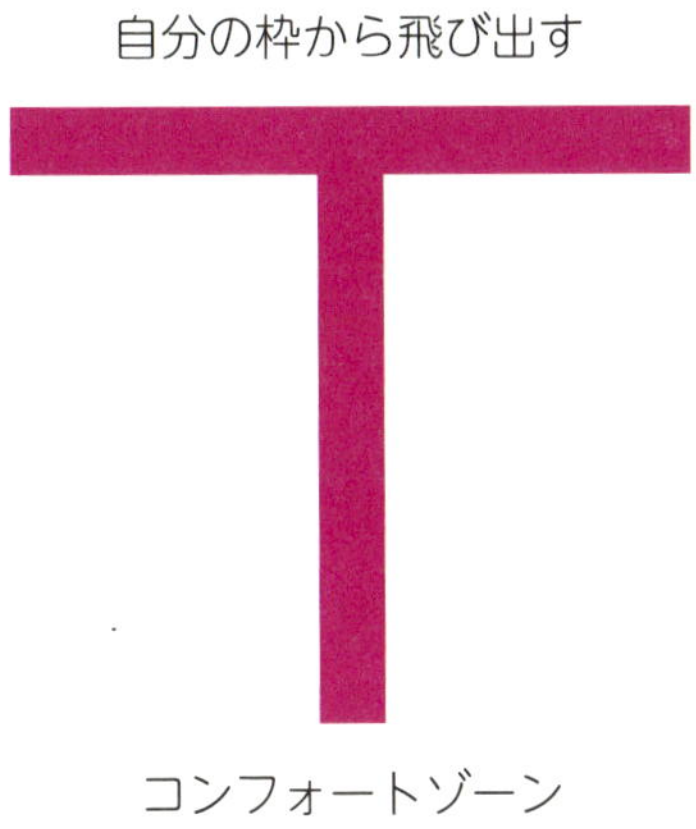

T型の概念図。真ん中のIにあたるところが自分の得意なところ、専門のところ。すなわちコンフォートゾーン。横軸は新しいチャレンジを表す。I型にとどまらずT型人間になることが人生にプラスになる。T型の横軸はGO OUT、自分の殻から外に出るという意味で「おそとぼっこ」と同じだ！

そこで、T型のキャリアにあえて挑戦します。本を書いたり、ミュージカルをしたりなど新しいチャレンジが横軸にあり、真ん中の部分がコンフォートゾーンにあたります。

先に述べたように、現代はものすごい勢いで変化しています。コンフォートゾーンにとどまっていること自体がリスクになる時代がやってきてしまったのです。

ということは、リスクを恐れず、自分のコンフォートゾーンからGO OUTすることが、じつはリスクを減らすことにもなります。

家の中は、言ってみればコンフォートゾーンです。安全です。でも、それを乗り越えて、外に出てみるのです。

もちろん、そこには太陽の光がいっぱいあり、新たな出会いや可能性が広がっています。

このGO OUTについては『飛び出す人だけが成功する時代』（ディスカヴァー・トゥエンティワン）に詳しく書きましたので、ご興味のある方は読んでみてください。

時差も「おそとぼっこ」で解消！

最近、海外旅行も増えてきました。どうしても、アメリカやヨーロッパなど、遠くの国に行くと、時差があって夜眠れなくなります。

ここでも「おそとぼっこ」が大活躍です。

とにかく、現地に着いたら、昼間の2時間は外にいるように心がけてください。それによって、現地時間に自分の体内時計がリセットされ、早く時差ボケを解消できることになります。

そして帰国したら、なるべく1日2時間以上を外で過ごすようにするのです。これを体験して、その効果を実感すると、本当にそうだなということがわかってきます。

時差を解消するもう一つの方法に、食べるタイミングがあります。

体内時計を決めているのは、一つは太陽の光ですが、もう一つは、食べるタイミングなのです。

朝起きて、太陽の光を浴びたときに合わせて食事をすることによって、我々の体には、朝が来たという新しいリセットが始まります。

夜食がなぜいけないかというと、夜に食べることによって体がまだ昼間だなと思ってしまうからなのです。

特に海外旅行をしたときには気をつけましょう。現地で夜までご飯を食べていたら、いつまでも時差は解消されません。

また、日本に帰ってきたときも、きっちりと昼間の時間、特に朝しっかりとご飯を食べ、夜には食べないようにすることがとても大切です。

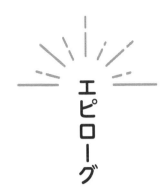

エピローグ

上を向いて歩こう

バイオレットライトを浴び、ブルーライトを避けて生きる

「上を向いて歩こう」――簡単な言葉ですが、これを本当に実行するのはなかなか大変なことです。

第3章で述べたように、太陽の光、特にバイオレットライトについては、少し目線を高くして歩くほうが、よりたくさんの量を浴びることができます。

もちろん、部屋の中で上を向いてもしかたありません。再三述べてきたように、まずは外に出ることが何より大事です。

2024年7月、2日間にわたって、第2回国際非視覚型光受容体学会が東京の神田明神で行われました。

神田明神は神社ですが、その敷地内に小さな学会や催し物ができる施設があり、日本の雰囲気の中で世界から集まった非視覚型光受容体の専門家が2日間、ディ

スカッションを行いました。

そこでの結論は、じつは本書の中でずっと述べてきたことと同じです。昼は外に出て太陽の光を浴びましょう、夜はなるべくブルーライトを避けて、体内時計の乱れを防ぎましょう、というものです。

簡単なメッセージに思えますが、この二つが今の世界最先端の研究潮流になっています。


先にも述べましたが、この学会は、慶應義塾大学医学部眼科学教室の栗原俊英准教授が会長となり、我々の仲間であり、良きライバルでもあるリチャード・ラング教授、ラッセル・バン・ゲルダー教授などに来ていただき、開催されました。睡眠研究の大家である米国国立衛生研究所のサマー・ハッター教授やソーク研究所のサッチダナンダ・パンダ教授にも来ていただき、世界最先端の討論が行われました。

非視覚型光受容体は、目のできる前からある古い、そして重要な光受容体であることは本書で説明してきましたが、まさに6億6000万年前に生まれたこれら光受容体のサイエンスが熱く語られました。

空のブルーの色を見ると気分が晴れやかになり、記憶力が良くなるという素晴らしい論文は、じつはサマー・ハッター教授たちのグループが世界に先駆けて発表したものですが、我々のバイオレットライト仮説にもとても感激してくれました。

僕がかけていたバイオレットライトメガネを学会中ずっとかけて喜んでくれました。

「一男、これはいいね！　外の光を今は学会中で得られないから助かるね」

まるで子供のように喜ぶハッター教授の姿勢が本当に素直で、世界の科学者のお手本だと感じた次第です。

少しぐらい暗くても体内時計は崩れない

今回このハッター教授が講演された中に、dead zoneという概念がありました。
これが面白いので、少しお話ししたいと思います。

我々は常に、太陽の光によって昼と認識し、夜は光がないことで夜と認識しています。

これは生命が生まれてから数十億年にわたって、手に入れてきたシステムです。
例えば昼間、車の運転中にトンネルに入ったとしましょう。しかし、我々はトンネルの中に入っただけで、夜が来たとは思いません。

これがハッター教授の言うdead zoneで、昼の間には、少しぐらい暗い時間があっても、体内時計は崩れないのです。

もちろん長い間トンネルに入っていれば眠くなったり、体内時計がずれたりしますが、その時間がどのぐらいかは、まだはっきりわかっていません。

一方、夜の光にはdead zoneがあまりないこともわかってきました。

すなわち、夜に強い光を浴びると、たとえそれが短い時間であったとしても、昼と勘違いして体内時計が狂い、目が覚めてしまうのです。


これにはとても納得しました。というのは、僕は夜寝ている間にお手洗いに行くとき、お手洗いの電気をつけて明るくすると、その後は寝付けなくなってしまうのです。


だから、この10年ほどはお手洗いに行くときも電気をつけずに、感覚だけで歩きながらベッドとお手洗いの間を行ったり来たりしていました。たまにお手洗いを汚してしまって、家内に迷惑をかけることもありますが、それでも睡眠の質のほうが大事です。

自分のやってきたことがサイエンスにしっかりと基づいていたことがわかって、なんだか嬉《うれ》しくなってしまいました。

また、昼間は近視予防の研究から、最低2時間は外にいないといけないことがわかっていますが、これも昼の感受性が悪く、ある程度まとまった光が入らなければならないということかもしれません。

どのぐらいの強さの光がどのぐらいの時間必要なのか。近視予防のための光と、うつ病予防のための光と、それぞれ違うことも考えられるので、これからさらに大きくサイエンスが発展していくものと思います。

空を見上げると見えてくるもの

さて、空を見たほうがいいと言っても、「そんなことは簡単にはできないよ、子供じゃあるまいし」という方もいるかもしれません。

外にいたほうがいいよ、と言われても、すぐには自分のライフスタイルを改善できないかもしれません。

でも、最新のサイエンスに基づいて健康に良いということがわかってきた以上、ぜひそれを実行してほしいと思います。タバコは体に悪い、運動は健康に良い、食べすぎは体に良くない、というのと同じくらい、外で時間を過ごすということは、人類の健康にとって本当に重要なのです。

ぜひあなたも一歩踏み出して、実践してみてください。

少しでも体感できれば、またそれが習慣になり、外に出るということだけでなく、これから学ぶであろう新しい知識や概念を自分の生活にどんどんと取り込む習慣がついていくと思います。

「おそとぼっこ」でごきげんに輝く100歳人生

人生は長いですが、時間は限られています。今日1日をどうやって過ごすかも、後戻りはできません。普通にしていると、どうしても部屋の中での時間が増えてしまいます。

そういう僕も今、部屋の中で本書を書いており、今日はどの時間に外で過ごそうかと真剣に考えているところです。

僕の場合、駅までの7分、駅から会社までの12分、それでも19分にしかなりません。工夫していろいろと考えてやっていくことが大切です。

それをすることによって、自分が元気になり、人生をさらに楽しみ、仕事でも活力にあふれていくことを体感できると思います。

人生にはいろいろな意味があると思いますが、人生でいちばん大切なのは「ごきげんに生きること」だと僕は思っています。

ごきげんになるには、健康でお金があり、友達がいることが必要だ、とよく言われますが、僕はむしろその逆で、ごきげんでいるからこそ健康でいることができ、ごきげんでいるからこそお金も入り、ごきげんでいるからこそ友達もたくさんできるのだと考えています。

外にいるだけで、人は気分が良くてごきげんになります。そういう意味では、僕の人生観と最もマッチした概念が「おそとぼっこ」なのです。

外で過ごしていると、日々の仕事や能率ばかりを考える生活スタイルから、やや距離を置くことにもなります。太陽の光を浴びると、それだけでごきげんになって、今悩んでいることなんてなんだか小さいことに思えてきます。

そして、そう感じるだけでも人生はどんどんと良いほうに向かって流れだします。仕事の能率が上がったり、体の痛いところや病気が良くなったりして、ごきげんな100歳人生が送れるようになる――なんだかとてもワクワクしませんか。

いろいろ話してきましたが、本書のメッセージはとても簡単です。

「おそとぼっこしよう」「外にいる時間を増やそう」ということに尽きます。

太陽光のサイエンスはこれからますます発展し、2026年に第3回国際非視覚型光受容体学会が、サンディエゴかクリーブランドのどちらかで行われることが決まっています。

それまでにはさらに、大きな発展がこの領域で成し遂げられ、外で過ごすことの大切さがたくさんの方々に理解される時代が来ると確信しています。

おわりに

本書は、現代社会が失ってしまった屋外光の重要性をなんとしても伝えたくて書きました。読者の皆さんが本書を読まれて、ぜひ「おそとぼっこ」を通して屋外光のパワーを人生に活かしていただければ本当に嬉《うれ》しく思います。

今回も執筆に際しては、さまざまな人にお世話になりました。この場を借りて謝意を表したいと思います。

まずは、バイオレットライトの研究を慶應義塾大学医学部眼科学教室で一緒に進めてきた栗原俊英先生、鳥居秀成先生に感謝したいと思います。同じ研究室の池田真一君、今西哲君、吉田哲君とは近視研究で画期的な発見を一緒にしてきました。現在、眼科学教室教授の根岸一乃先生にもご指導いただいており、感謝申し上げます。

近視から脳の研究への発展において同じく慶應義塾大学の岡野栄之先生、早野元詞先生、田中謙二先生、満倉靖恵先生、そしてCIBRの山中章弘先生には新しい脳研究の分野でたくさんの共同研究をさせていただいており、心から感謝申し上げます。

また「おそとぼっこ」のサイエンスをイノベーションに繋《つな》げるための近視予防バイオレットライト発光メガネフレームや、バイオレットライトを日常生活に使えるようにする新しい光システムの開発に日夜切磋琢磨《せっさたくま》している坪田ラボの仲間に感謝します。

「おそとぼっこ」はしっかりとしたサイエンスに基づいたとても大切な現代のライフスタイルへの提案です。大学の研究はなかなか社会に伝わらないことが多いのですが、自分としてはなんとか大学発スタートアップの坪田ラボを通してバイオレットライトが現代社会にも届きますように努力しています。

10年後にはここに書いた世界とは違い、室内でもバイオレットライトにあふれる健康な光環境を楽しめる社会を築けるようにイノベーションを起こしていきたいと思います。

最後になりますが、本書執筆にあたりご協力いただきました坪田ラボの久保田恵里さん、伊佐田愛さん、大島キャサリンさん、そして本書の重要性を理解してくださり出版をお手伝いいただいたサンマーク出版の新井一哉さんに心から感謝します。

2024年10月吉日

坪田一男

〈著者紹介〉
坪田一男（つぼた・かずお）
株式会社坪田ラボ代表取締役CEO。慶應義塾大学名誉教授。慶應義塾大学医学部発ベンチャー協議会代表。医学博士。経営学修士（NBA）。1980年、慶應義塾大学医学部を卒業し、医師免許取得と共に同学部眼科学教室に入局。87年、米国医師免許を取得し、ハーバード大学角膜クリニカルフェローを修了した。東京歯科大学眼科を経て、2004年から2021年まで慶應義塾大学医学部眼科学教室教授。研究面ではドライアイや近視の領域で多数の論文を発表。発表した論文の数とその被引用数をベースに研究者のその分野への貢献度を示すh-index（h指数）は125を超え、医学分野で国内トップクラスに位置する。教育面では慶應義塾大学医学部の「Best Teacher Award」を3度受賞した。2015年に株式会社坪田ラボを創業し、2022年に東京証券取引所グロース市場に上場させた。現在も経営者、そして研究者として継続してドライアイ、近視、老眼の課題解決のための研究、開発を行っている。著書は『GO OUT　飛び出す人だけが成功する時代』（ディスカヴァー・トゥエンティワン）など、多数。
坪田ラボのホームページ

「外にいる時間」があなたの健康寿命を決める

2024年12月1日　初版印刷
2024年12月10日　初版発行

著　者　坪田一男
発行人　黒川精一
発行所　株式会社サンマーク出版
東京都新宿区北新宿 2-21-1
(電)03-5348-7800
印　刷　中央精版印刷株式会社
製　本　株式会社村上製本所

© Kazuo Tsubota, 2024 Printed in Japan
定価はカバー、帯に表示してあります。落丁、乱丁本はお取り替えいたします。
ISBN978-4-7631-4186-6　C0030
ホームページ　https://www.sunmark.co.jp